Himani Sharma
Stuti Gupta
Saransh Srivastava

# QUESTÕES ÉTICAS E JURÍDICAS NO TRATAMENTO DE PACIENTES PERIODONTAIS

Himani Sharma
Stuti Gupta
Saransh Srivastava

# QUESTÕES ÉTICAS E JURÍDICAS NO TRATAMENTO DE PACIENTES PERIODONTAIS

## Ética em Periodontologia

ScienciaScripts

**Imprint**
Any brand names and product names mentioned in this book are subject to trademark, brand or patent protection and are trademarks or registered trademarks of their respective holders. The use of brand names, product names, common names, trade names, product descriptions etc. even without a particular marking in this work is in no way to be construed to mean that such names may be regarded as unrestricted in respect of trademark and brand protection legislation and could thus be used by anyone.

Cover image: www.ingimage.com

This book is a translation from the original published under ISBN 978-620-7-48692-2.

Publisher:
Sciencia Scripts
is a trademark of
Dodo Books Indian Ocean Ltd. and OmniScriptum S.R.L publishing group

120 High Road, East Finchley, London, N2 9ED, United Kingdom
Str. Armeneasca 28/1, office 1, Chisinau MD-2012, Republic of Moldova, Europe
Printed at: see last page
**ISBN: 978-620-8-13034-3**

## CONTEÚDO

## INTRODUÇÃO

A profissão de dentista é uma vocação em que os conhecimentos e as competências são utilizados ao serviço dos outros. Uma das características de uma profissão é a adesão a um código de ética. O facto de ser um prestador de cuidados de saúde acarreta uma responsabilidade perante os pacientes e a sociedade. O estatuto especial que a sociedade confere aos profissionais exige que estes se comportem de uma forma ética. Esta responsabilidade deve estar no centro do comportamento ético do profissional. Certas situações apresentam ambiguidades éticas e várias culturas podem ter sistemas de valores diferentes. Por exemplo, nalgumas culturas, os profissionais de saúde são considerados uma autoridade absoluta e as suas atitudes paternalistas e condescendentes não são questionadas. No entanto, a violação dos direitos humanos, caso exista, não pode ser justificada em nome de um sistema de valores baseado em tradições culturais. Os epidemiologistas, que realizam ou aplicam os resultados da investigação numa comunidade, são responsáveis e responsabilizados a vários níveis, que incluem

a) Como peritos técnicos, têm de fornecer informações factuais e tão exactas quanto possível.

b) Enquanto cidadãos - têm de trabalhar para o bem daqueles que servem.

c) Como executores de programas de saúde dentária.

d) Enquanto seres humanos - são moralmente responsáveis.

A palavra "ética" deriva da palavra grega "ethos" que significa costume ou carácter. A ética é a filosofia da conduta humana, uma forma de enunciar e avaliar princípios através dos quais os problemas de comportamento podem ser resolvidos. A ética diz respeito à avaliação da conduta humana e às normas que determinam se as acções são correctas ou incorrectas. O facto de a ética se preocupar com os ideais ou valores envolvidos em certas formas de atividade distingue-a das ciências naturais. É a ciência do que é moralmente correto. Conhecer o que existe é uma ciência natural; conhecer o que deve ser importante é a ética.

## O QUE É A ÉTICA

A ética é um ramo da filosofia que se ocupa do estudo dos conceitos que são utilizados para avaliar as actividades humanas, em particular os conceitos de bondade e de obrigação. A ética profissional, de um modo geral, incorpora um padrão de comportamento esperado.

**A ética dentária** significa deveres e obrigações morais do dentista para com os seus pacientes, colegas de profissão e para com a sociedade. Estas ajudam a apoiar a autonomia e a auto-determinação, a proteger os vulneráveis e a promover o bem-estar e a igualdade dos seres humanos. Concentram-se principalmente nos direitos e deveres dos indivíduos e não os vêem como parte de uma ordem social mais alargada. Estes princípios podem ser designados por princípios "microéticos", ao passo que os princípios "macroéticos" orientam a condução da investigação e das práticas baseadas na população. Estabelecem também responsabilidades morais positivas de pessoas e autoridades que patrocinam, efectuam ou supervisionam a investigação sobre populações. Não são distintos da ética tradicional, mas uma expansão da mesma.

**A macro-ética** pode ser definida como "um conjunto de princípios destinados a proteger a dignidade humana, a integridade, a auto-determinação, a confidencialidade, os direitos e a saúde das populações e das pessoas que as compõem". (Ética e Epidemiologia - Directrizes Internacionais, 1991).

## HISTÓRIA DA ÉTICA

O "Juramento de Hipócrates" (na "Coleção" amplamente atribuída a Hipócrates de Cós) tem sido considerado como um resumo de um padrão de ética profissional. Ao longo dos anos, foram apresentadas várias teorias sobre a ética. A teoria da ética utilitária centra-se na utilidade; a teoria da ética deontológica centra-se na moralidade do ato e não nas consequências da ação; a ética das virtudes centra-se, por exemplo, no que uma pessoa virtuosa faria numa determinada circunstância.

Entre as teorias descritivas, encontram-se as que procuram definir o significado de bem, quer em termos de características não morais, quer em termos de noções morais consideradas como tendo um carácter peculiar próprio; ou seja, há um sentido especial pelo qual as situações morais são apreendidas. Entre as teorias prescritivas encontram-se as que definem os termos éticos como tendo uma força obrigatória imposta por algum tipo de autoridade. Um exemplo desta última seria as "Regras Éticas para Dentistas", inicialmente elaboradas pelo Conselho de Dentistas da Índia. A fim de conferir força jurídica, a Lei dos Dentistas foi alterada através da Secção 17 A, que confere poderes ao Conselho de Dentistas da Índia para prescrever normas de conduta e etiqueta profissionais.

O código deontológico foi elaborado pelo Dental Council em 1975 e posteriormente notificado pelo Governo da Índia como "Dentists (code of ethics) Regulations 1976". Está em vigor desde agosto de 1976.

Os princípios da ética na investigação foram influenciados pelo Código de Nuremberga. O Código de Ética de Nuremberga para a investigação médica resultou das deliberações do Tribunal de Crimes de Guerra de Nuremberga. Os princípios estabelecidos foram reforçados pela "Declaração de Helsínquia", adoptada pela Associação Médica Mundial em 1966.

Em alguns países, desde 1970, a bioética surgiu como um campo de estudo e não como uma coleção de códigos. Nessa altura, a maioria dos que reivindicavam autoridade eram médicos ou cientistas biológicos, sem formação na disciplina da ética. Agora, os comités de experimentação humana começaram a incluir também pessoas capazes de representar as atitudes da comunidade entre os seus membros. Atualmente, é necessária uma componente de valor nas decisões médicas e outras decisões clínicas. As escolhas feitas apenas com base na ciência médica têm sido cada vez mais questionadas. Os profissionais de saúde típicos foram levados a compreender que a sua ética é "orientada para o caso" ou "situacional". A linguagem dos benefícios e dos danos está a ser substituída e o termo "direito" começou a aparecer.

## FILOSOFIA DA ÉTICA

O conceito original de ética baseava-se no misticismo. Ao traçarmos a história da ética, vemo-la progredir gradualmente para o mundo do mistério que especula sobre o desconhecido. Depois, quando o homem começou a acumular e a registar conhecimentos, baseou os seus conceitos em factos. O interesse do homem pelo seu destino e a crença na vida futura encontram-se, primeiro, na história do Egipto e, depois, na da Babilónia. O "Livro dos Mortos" egípcio, datado de 3500 a.C., descreve a imortalidade da alma e enumera os comportamentos conducentes a um destino desejável. Antes de 1000 a.C., a Índia produziu os "Vedas".

Entre as versões alargadas dos Vedas encontram-se os Upanishads, que se destacam pelos seus discursos sobre muitos problemas, como a ética, Deus, a morte e a imortalidade. Só por volta de 470 a.C. é que a filosofia grega evoluiu. De acordo com filósofos como Aristóteles, Platão e Sócrates, a ação de uma pessoa era certa ou errada, baseada inteiramente na filosofia do grupo do indivíduo. Seguiam um código único para todos. As qualidades da mente, da inteligência, do conhecimento, da ação e da busca da verdade eram muito valorizadas e consideradas virtudes. Ao longo dos períodos em que a civilização europeia se desenvolveu, o processo de evolução influenciou a filosofia da ética.

Durante a Idade Média, a filosofia e a religião, unidas por um interesse ético comum, transferiram antigas teorias para um novo contexto. A importância do indivíduo, tal como enfatizada pelo cristianismo, tornou-se mais amplamente aceite e as descobertas científicas desencadearam o renascimento da aprendizagem. O início do período moderno foi mais naturalista e menos religioso; foi um compromisso entre o período clássico e a Idade Média. Esta foi a época do livre arbítrio, e a natureza e o uso do livre arbítrio tornaram-se uma questão ética. À medida que a sociedade se tornava mais complexa, exigia mudanças e diversidade de pensamento para se adaptar à sua nova sofisticação.

O século XIX foi, de um modo geral, uma época de igualdade e de abundância para todos. Embora não se encontrem provas precisas de uma conduta correcta, a teoria científica acentuou-se durante estes anos. O século XX trouxe uma grande variedade de crenças morais, permitindo uma liberdade em que cada homem podia selecionar os seus próprios valores. Embora os métodos científicos possam ser usados para avaliar as crenças éticas, as descobertas científicas não podem induzir o homem a seguir uma melhor forma de conduta, a menos que ele deseje ou seja capaz de utilizar serviços para esse efeito. Só aceitando partes de teorias filosóficas e harmonizando-as é que o homem pode formar princípios éticos funcionais e realistas. O compromisso é um dispositivo usado quando alguém está disposto a rejeitar uma parte da sua crença e a substituir uma parte da crença de outra pessoa, de modo que a mudança é feita apenas quando um acordo é mais desejável. Um relatório de um comité ou de uma comissão raramente reflecte o desejo ou a vontade completa de qualquer membro do grupo, mas é um compromisso que todos os membros aceitam porque é um ajustamento que permite uma ação e um progresso contínuos. Uma das funções do Governo consiste em conseguir um compromisso entre os interesses conflituantes de um grupo. A ação que conduz às consequências mais aceitáveis ou a ação de maior valor moral deve ser a escolhida.

## PORQUÊ O CÓDIGO DE ÉTICA DENTÁRIA

É necessário um corpo sistemático de regras "para que a dignidade e a honra da profissão de dentista possam ser mantidas, os seus padrões exaltados, a sua esfera de utilidade alargada e o avanço da ciência dentária promovido e para que os membros da associação dentária possam compreender claramente os seus deveres e obrigações para com a profissão de dentista, para com os seus pacientes e para com a comunidade em geral" (Indian Dental Association - Constitution, bylaws and code of ethics, 1988).

***A medicina dentária* como *profissão***

Uma profissão é constituída por um grupo limitado de pessoas que adquiriram uma competência especial e que, por conseguinte, são capazes de desempenhar essa função na sociedade melhor do que a média das pessoas. Em alternativa, uma profissão é uma vocação (convite, convocação), cujos membros professam ter adquirido conhecimentos especiais através da formação ou da experiência, ou de ambas, de modo a poderem aconselhar ou servir os outros nesse domínio especial. Espera-se que um profissional tenha respeito pelos seres humanos, competência no domínio que escolheu, integridade e uma preocupação primordial com o serviço e não com o prestígio ou o lucro. A ética profissional, que se aplica a determinados grupos funcionais, é a expressão da tentativa de definir situações para esse grupo específico, situações essas que, de outra forma, permaneceriam indefinidas ou incertas. Os códigos de ética são o resultado de uma tentativa de orientar a consciência moral dos membros da profissão para os seus problemas específicos. Os códigos de ética são importantes para o desenvolvimento de normas de conduta mais elevadas, uma vez que se baseiam naquilo que se considera ser a atitude e o procedimento correctos.

Atribui-se a Hipócrates o mérito de ter escrito o primeiro código voluntário de regulamentos para a profissão médica, protegendo os direitos dos doentes e apelando aos instintos mais nobres do médico. Em medicina dentária, o código deontológico é o "American Dental Association's Principles of Ethics and Code of Professional Conduct". Este código contém cinco secções principais:

i. Serviço ao público e qualidade dos cuidados.
ii. Educação
iii. Governo de uma profissão
iv. Investigação e desenvolvimento
v. Anúncio profissional

***Códigos de ética profissional para o higienista dentário:***

1) Prestar cuidados de saúde oral utilizando os mais elevados conhecimentos, discernimento e capacidade profissionais.
2) Servir todos os doentes sem discriminação
3) Manter as relações profissionais com os pacientes em sigilo.
4) Utilizar todas as oportunidades para aumentar a compreensão do público sobre as práticas de saúde oral.
5) Gerar a confiança do público nos membros das profissões de saúde dentária.
6) Cooperar com todas as profissões da saúde na satisfação das necessidades de saúde do público.
7) Reconhecer e respeitar as leis e regulamentos que regem esta profissão.
8) Participar de forma responsável nesta Associação Profissional e defender o seu objetivo.
9) Manter a competência profissional através da formação contínua.
10) Representar a higiene dentária com elevados padrões de conduta pessoal.

## PRINCÍPIOS ÉTICOS

A ética é a parte da filosofia que se ocupa da conduta moral e dos juízos de valor. Existem vários princípios que os profissionais de saúde devem ter em conta no exercício da sua profissão. Embora muitos princípios éticos possam ser atribuídos aos primeiros médicos e filósofos gregos, eles também aparecem em muitas das primeiras filosofias orientais. Os principais princípios são:

a) Não causar danos (não maleficência)

b) Fazer o bem (beneficência)

c) Respeito pelas pessoas

d) Justiça

e) Veracidade ou veracidade

f) Confidencialidade.

De acordo com o Código de Ética e Conduta Profissional da ADA, de 1998, os princípios éticos são os seguintes

| **Princípio** | **Definição** |
|---|---|
| Autonomia | O direito do paciente, do dentista e de qualquer outra pessoa competente envolvida de determinar o que deve ser feito por e para eles |
| Beneficência | Uma obrigação de ajudar os outros, normalmente assumida em troca de privilégios concedidos a um grupo como os profissionais |
| Competência | A capacidade de cumprir o que se promete ou o que se espera |
| Integridade | A coerência nas acções e na linguagem de uma pessoa; ser guiado por valores fundamentais |
| Justiça | Equidade na distribuição de recompensas e obrigações e nos processos pelos quais a distribuição é feita; por vezes testada pela vontade de trocar de lugar com outras pessoas com quem se lida |
| Não maleficência | Evitar danos desnecessários a terceiros |
| Veracidade | Dizer a verdade e criar ambientes onde se expressem opiniões honestas |

# DEVERES E OBRIGAÇÕES DO DENTISTA

## *1. DEVERES PARA COM O DOENTE/POPULAÇÃO:*

O primeiro princípio da medicina enunciado no Juramento de Hipócrates é que o primeiro dever do médico é para com o seu doente. Alguns dos principais princípios éticos que podem orientar o desempenho destes deveres são descritos a seguir

**a) Não causar dano (não maleficência):**

Não fazer mal ou não maleficência é geralmente atribuído a Hipócrates. É considerado o fundamento da moralidade social. É evidente que, embora os profissionais de medicina dentária apoiem este princípio em teoria, são por vezes culpados de transgressões que vão para além de uma limitação (violam uma regra ou lei). Doença iatrogénica é o nome que damos à doença induzida pelo médico, e todos nós, na área da medicina dentária, já vimos restaurações pendentes causarem doença periodontal ou a não esterilização de instrumentos causar uma infeção.

O dentista, nos casos em que a dor não pode ser evitada, pode fazer tentativas para a minimizar. **Se** possível, a alternativa de tratamento mínimo ou nenhum tratamento pode ser apresentada ao paciente. O primeiro princípio macro-ético é não prejudicar a população em causa. Na investigação de base populacional, o investigador tem uma dupla responsabilidade: para com os sujeitos individuais e para com a população de que fazem parte. Mais do que qualquer outro ramo da ciência médica, a epidemiologia visa explicitamente detetar e corrigir riscos para a saúde. Um dos problemas do rastreio de uma população é o facto de se descobrir que pessoas que se consideram saudáveis não o são. Este facto pode ter várias consequências, por exemplo, essas pessoas podem assumir um "papel de doente" - perder tempo de trabalho e ficar excessivamente preocupadas com a sua saúde.

**b) Fazer o bem (Beneficência):**

Fazer o bem, ou beneficência; um conceito que também remonta a Hipócrates, é exigido a todos os prestadores de cuidados de saúde. O papel dos dentistas e higienistas dentários deve ser o de beneficiar os doentes, bem como o de não os prejudicar. A expetativa do doente é que o prestador de cuidados de saúde inicie uma ação benéfica e que exista um acordo entre o médico e o doente de que resultará algum bem.

**No** processo de tratamento de um doente, o que tem de ser ponderado são as consequências do tratamento versus a ausência de tratamento, por exemplo, cáries dentárias questionáveis. Não basta dizer que não vai prejudicar o doente. A questão a ter em conta é se o tratamento é bom para o doente. As tentativas devem ser no sentido de maximizar os benefícios e minimizar os danos. O mesmo se aplica aos estudos epidemiológicos. Os investigadores podem ter de ir além do mero respeito pela escolha de uma pessoa para maximizar os benefícios. A escolha é frequentemente medida por um rácio benefício/prejuízo favorável. A preocupação não é apenas com a saúde física do sujeito, mas também com os potenciais benefícios e danos para o grupo ou cultura que está a ser estudada.

**Na** investigação de base populacional, a questão ética não é apenas a de saber se a investigação é necessária, mas também se é desejada; se é relevante para o problema de saúde pública da comunidade. **Se** as comunidades não receberem benefícios, terão dificuldade em ver a relevância do estudo. Durante o estudo da comunidade, podem ser tomadas medidas para o tratamento e os habitantes locais podem ser formados em competências e técnicas. Não é ético efetuar o rastreio quando não é possível qualquer tratamento ou quando o tratamento está fora do alcance financeiro das pessoas a quem é proposto o programa de rastreio. Quando os indivíduos não podem ser aconselhados individualmente a procurar atenção para o seu problema, este dever ético pode ser respeitado através da disponibilização de conselhos pertinentes sobre cuidados de saúde às suas comunidades (comunicação dos resultados). Os ensaios de campo modernos podem intervir ativamente no comportamento, estilos de vida ou ambientes das comunidades.

***c) Respeito pelas pessoas:***

O respeito pelas pessoas incorpora pelo menos dois outros princípios éticos, dos quais a autonomia determina que os profissionais de saúde respeitem a capacidade de auto-determinação do doente na tomada de decisões relativas ao seu tratamento. O consentimento informado é uma componente essencial do direito do doente à autonomia.

1) Autonomia: A principal forma de respeitar os indivíduos é respeitar as suas escolhas, quer os outros as considerem ou não sensatas ou benéficas. O respeito e a beneficência da população exigem que os investigadores observem as escolhas efectuadas pelas comunidades locais. A investigação ética coloca os desejos e as necessidades do sujeito acima dos do investigador. É errado considerar os membros das comunidades apenas como material impessoal para estudo, mesmo que não sejam prejudicados. Os epidemiologistas devem conciliar o respeito pela dignidade e autonomia pessoais com a necessidade de obter informações relacionadas com a saúde que sirvam os interesses de toda a comunidade. A epidemiologia analítica implica, por vezes, a realização de investigações clínicas ou laboratoriais. Estas podem pôr em causa a

autonomia. Por isso, são sempre necessárias explicações e garantias para os sujeitos. Para as pessoas que não são totalmente autónomas, este princípio de respeito pelas pessoas exige que sejam protegidas das consequências adversas da investigação.

A autonomia é um princípio que determina que os profissionais de saúde respeitem o direito do doente a tomar decisões sobre o plano de tratamento. Os doentes não devem ser espectadores no seu tratamento, mas sim participantes activos. Uma pessoa autónoma é um indivíduo capaz de deliberar sobre objectivos pessoais e de agir sob a direção dessa deliberação (pensar ou discutir cuidadosamente). O consentimento informado, um conceito tanto legal como ético, é uma componente essencial do direito do doente à autonomia.

Por vezes, os dentistas tentam orientar um doente para um determinado modo de tratamento, salientando certas vantagens e não mencionando as desvantagens. É uma violação da ética (falta de ética) enganar ou informar incorretamente os doentes. Para além disso, pode tornar-se um problema legal. Os dentistas são frequentemente formados num ambiente paternalista e, por conseguinte, praticam de forma paternalista após a conclusão da faculdade de medicina dentária.

[Paternalismo = princípio de governo como o de um pai; ou seja, uma atitude ditatorial do tipo "o pai sabe o que é melhor"]. O paternalismo nos cuidados de saúde pode assumir a forma de retenção de informação, restrição de escolhas ou tomada de decisão pelo doente. O paternalismo também pode ser expresso em leis que protegem as pessoas de si próprias, ao contrário da maioria das leis, que protegem as pessoas de outras pessoas. Podemos justificar as leis paternalistas como sendo do interesse do público, mas devemos reconhecer que estas leis limitam os direitos de um segmento do público porque consideramos que as leis são do seu "melhor interesse".

<u>2) Consentimento informado:</u> O consentimento informado é o primeiro princípio declarado e, de longe, o mais importante do Código de Nuremberga. O Código de Nuremberga identifica quatro atributos do consentimento sem os quais este não pode ser considerado válido. O consentimento deve ser "voluntário", "legalmente competente", "informado" e "compreensivo". Estes quatro atributos mantêm-se essencialmente inalterados até à atualidade. Este termo apareceu pela primeira vez na Common Law americana no final dos anos 50 e, posteriormente, reflectiu-se nos códigos internacionais e na legislação e regulamentação de muitos países. Embora o código de Nuremberga exija o "consentimento voluntário", é habitual, desde o final dos anos 50, referir-se a ele como "consentimento informado". O processo de

consentimento informado, concebido para mostrar respeito pelas pessoas, promove os seus interesses, dando-lhes a possibilidade de prosseguirem e protegerem os seus próprios interesses. O consentimento não deve ser obtido através de suborno, coação ou desinformação. Nos estudos de base populacional, o consentimento informado, mesmo nos países desenvolvidos, é um ideal que nem sempre funciona na prática.

Por vezes, o conceito de autonomia individual não é compreendido; os indivíduos consideram-se parte de um coletivo em que o consentimento informado é negociado com um líder. Embora alguns líderes não tenham autoridade formal para falar em nome da população, podem ser amplamente considerados como representantes religiosos, culturais ou sociais do povo. Os problemas para os epidemiologistas incluem a forma de garantir o acordo da comunidade numa sociedade em que a representação é investida na autoridade de uma pessoa. A comunidade deve ter uma soja. Isto é tanto uma necessidade técnica como um requisito social e ético. Se uma pessoa não puder dar o seu consentimento informado, é desejável obter o consentimento por procuração (talvez seja melhor chamar-lhe 'permissão') de um líder da comunidade. Em vez de consentimento de um líder, uma melhor conceção seria dizer que os líderes devem ser consultados para um "consenso comunitário". O(s) líder(es) pode(m) representar os interesses da comunidade mais do que os do indivíduo e pode(m) também ser suscetível(eis) de ser induzido(s).

Devido à iliteracia e à desconfiança baseada na cultura e na classe social, a investigação em zonas rurais pobres e guetos urbanos pode influenciar negativamente a relação entre a investigação e o sujeito. Apesar disso, é essencial haver algum acordo de participação. Os investigadores devem ter a obrigação ética de obter o consentimento do indivíduo, bem como a permissão ou o consenso, quando apropriado. Os sujeitos do estudo têm a opção de recusar responder a perguntas que possam considerar ameaçadoras. No estudo de coorte, os participantes podem optar por não participar em todo o estudo ou em partes que considerem desagradáveis.

Os princípios microéticos tradicionais exigem uma justificação especial antes de a investigação ser efectuada em indivíduos vulneráveis, por exemplo, grupos que não são dominantes. A população vulnerável pode também incluir mulheres em culturas em que são totalmente subservientes aos seus cônjuges. A falta de comunicação adequada torna difícil a transmissão de informações completas. Circunstâncias especiais podem justificar a investigação nestas populações, por exemplo, uma relação benefício-sofrimento particularmente favorável. O consentimento informado ocupa um lugar central na justificação ética da investigação que envolve seres humanos. Se houver uma forte possibilidade de a esposa beneficiar da participação na investigação ou de a classe de mulheres de que é representante beneficiar, então devemos oferecer-lhe a oportunidade de participar. O analfabetismo em si não apresenta problemas para o processo de consentimento informado, que, quando conduzido corretamente, implica falar em vez de ler. Em vez disso, apresenta problemas com a documentação do consentimento informado. O processo de consentimento informado dá-lhes o poder de defender e proteger os seus próprios interesses. O formulário de consentimento, pelo contrário, é um instrumento concebido para proteger os interesses dos investigadores e das suas instituições, e para os defender contra a responsabilidade civil ou criminal. Se os investigadores tiverem de ter essa proteção, pode ser pedido aos sujeitos que deixem a sua marca no documento de consentimento e pode ser exigido a uma testemunha que assine e ateste o facto de o sujeito ter recebido a informação.

O "consentimento informado" tem um processo em duas fases. Em primeiro lugar, a informação é apresentada ao sujeito pelo investigador. Em segundo lugar, o sujeito certifica-se de que compreendeu e, com base nessa compreensão, concorda ou recusa participar no projeto de investigação. Os regulamentos federais dos Estados Unidos fornecem uma lista de elementos de informação que devem ser transmitidos ao potencial sujeito. São os chamados "elementos de informação". Seguem-se os elementos considerados relevantes para a grande maioria dos projectos de investigação:

1) Uma declaração de que o estudo envolve investigação, uma explicação dos objectivos da investigação e a duração prevista da participação dos sujeitos, uma descrição dos procedimentos a seguir e a identificação de quaisquer procedimentos que sejam experimentais.

2) Uma descrição de quaisquer riscos ou incómodos razoavelmente previsíveis para o sujeito.

3) Uma descrição de quaisquer benefícios para o sujeito ou para terceiros que possam ser razoavelmente esperados da investigação.

4) A divulgação de procedimentos alternativos adequados ou cursos de tratamento, caso existam, que possam ser vantajosos para o sujeito.

5) Uma declaração que descreva em que medida, se for caso disso, será mantida a confidencialidade dos registos que identificam a pessoa em causa.

6) No caso de investigação que implique mais do que um risco mínimo, uma explicação sobre a existência de eventuais indemnizações e uma explicação sobre a existência de eventuais tratamentos médicos em caso de lesão e, em caso afirmativo, em que consistem ou onde podem ser obtidas mais informações.

7) Uma explicação de quem deve ser contactado para responder a perguntas pertinentes sobre a investigação e os direitos do sujeito da investigação, bem como de quem deve ser contactado em caso de lesão do sujeito da investigação.

8) Uma declaração de que a participação é voluntária, de que a recusa em participar não implica qualquer penalização ou perda de prestações a que o sujeito tem direito e de que o sujeito pode interromper a sua participação em qualquer altura sem penalização ou perda de prestações a que tem direito.

***d) Justiça:***

O principal dever do profissional de saúde é o serviço, independentemente da classe, credo, etc. A justiça exige que cada pessoa seja tratada de forma igual. O princípio da justiça exige a obrigação de proteger os mais fracos e de assegurar a equidade dos direitos e benefícios, tanto para os grupos como para os indivíduos. Exige uma cobertura universal e cuidados de acordo com as necessidades. A justiça raramente é definida de forma clara. O equilíbrio entre equidade, eficácia e eficiência pode ser difícil, por exemplo, a relação custo-eficácia e a equidade estão frequentemente em conflito, sendo os mais pobres os mais caros de alcançar. Poderá ser necessário desviar fundos para aumentar a qualidade dos cuidados à custa da falta de cuidados primários para alguns. Poderá ser necessário efetuar um rastreio para detetar precocemente ou no início da doença em populações-alvo específicas. Isto permitiria aos responsáveis pelo planeamento tomar decisões eticamente aceitáveis sobre a forma mais eficiente e eficaz de utilizar os recursos. Embora a epidemiologia seja essencial para alcançar a justiça nos cuidados de saúde, não é suficiente, uma vez que podem existir outras questões como os interesses da comunidade, em que o acesso à água é uma questão mais importante do que certos aspectos dos cuidados de saúde, ou valores culturais, em que, por exemplo, um rapaz teria mais importância do que uma rapariga.

Em casos de subdesenvolvimento grave, em que pode haver insuficiências nos serviços e na gestão públicos, há, por um lado, necessidade e escassez e, por outro, justiça e equidade. O princípio da justiça em relação aos cuidados de saúde exige a participação da comunidade nas decisões e cuidados que sejam efectivos e acessíveis. Este requisito de justiça exige, por sua vez, que a epidemiologia ajude a definir a população a ter em conta. Isto pode levar a obrigações para aqueles que trazem a epidemiologia para suportar as necessidades das populações. É necessário criar instituições, reforçar os sistemas e proporcionar às pessoas empenhadas oportunidades para enfrentarem eficazmente os seus próprios problemas. A ética pode ter um papel importante neste processo, ajudando a orientar e a moldar os valores e a direção do desenvolvimento.

A justiça é frequentemente descrita como equidade ou igualdade de tratamento, dando a cada um o seu direito ou o que lhe é devido. Na prestação de cuidados dentários, é difícil distribuir serviços a todos os que deles necessitam, mas deve ser preocupação dos profissionais de saúde assegurar uma distribuição tão equitativa quanto possível. Os dentistas podem prestar alguns cuidados gratuitos ou com desconto nos seus consultórios aos que são verdadeiramente necessitados, ou podem prestar apoio financeiro ou doar algum tempo a clínicas para pacientes com baixos rendimentos. Numa escala mais alargada, podem apoiar programas locais ou estatais que procuram alargar os cuidados a clientes com necessidades dentárias.

**e) *Veracidade:***

A relação médico-doente baseia-se na confiança. A mentira demonstra desrespeito pelo doente e ameaça a relação. Estudos realizados nas décadas de 1950 e 1960 (em doentes terminais com cancro) mostraram que os médicos tinham o direito, ou mesmo o dever, de reter más notícias quando acreditavam que isso iria perturbar o doente. É um exemplo do paternalismo hipocrático, ou seja, o médico sabe mais. Atualmente, em certos domínios, verifica-se uma inversão deste padrão médico dominante. Em certos estudos epidemiológicos, pode dizer-se que a utilização de placebos transgride o seu princípio de veracidade.

A verdade ou veracidade é um princípio ético que se espera que seja inquestionável, no entanto, muitos profissionais de saúde exercem a sua atividade de uma forma pouco verdadeira. O dentista pode achar que seria melhor se o doente tomasse uma determinada atitude e, por isso, manipula a informação que lhe é dada. Qualquer que seja a razão, a relação acabará por ser afetada e o dentista será culpado de transgredir um princípio ético importante.

***f) Confidencialidade:***

A confidencialidade é um princípio que remonta ao Juramento de Hipócrates e que existe atualmente no Código Internacional de Ética Médica, nos princípios de ética da ADA, da ADHA e da Associação Americana de Assistentes Dentários. Os pacientes têm o direito de esperar que todas as comunicações e registos relativos aos seus cuidados sejam tratados de forma confidencial. É muito natural querer coscuvilhar sobre um doente, especialmente se se tratar de alguém famoso ou possivelmente de um vizinho, mas fazê-lo quebraria um laço de confiança entre o profissional de medicina dentária e o doente. Os estudantes de medicina dentária discutem frequentemente casos nas instalações da escola de medicina dentária sem parecerem aperceber-se de que outros estão à distância de uma audição.

Anteriormente, era amplamente aceite que a confidencialidade podia ser quebrada se se considerasse que isso iria beneficiar o doente. Atualmente, tem de ser pedida a autorização do doente. Em nenhum caso, exceto em tribunal ou se o paciente mudar de dentista, a confidencialidade deve ser quebrada.

Nos estudos epidemiológicos, a informação sobre os sujeitos é geralmente dividida em

(a) informações não ligadas

(b) informações interligadas

Neste último caso, a informação pode ser associada ao sujeito através de um código ou do nome. Nos resultados tabulados, não há violação da confidencialidade, uma vez que as identidades individuais são apagadas. A invasão da privacidade e, ocasionalmente, a violação da confidencialidade podem ocorrer, por exemplo, em doentes com cancro, cujos nomes e dados pessoais podem ser registados num registo de casos.

Existem argumentos jurídicos e éticos a favor do desrespeito da confidencialidade. Por isso, foi sugerido que são necessárias regras claras para determinar se a divulgação pode ser efectuada eticamente na ausência de consentimento, quando os relatórios dos estudos têm de ser apresentados aos patrocinadores do estudo.

## *2. DEVERES PARA COM A PROFISSÃO/COLEGAS DE PROFISSÃO :*

O dentista tem que se lembrar que o tratamento e a cura da doença dependem da habilidade e da atenção imediata dada ao doente. O dentista tem que ser sóbrio, cortês, simpático, prestável, modesto e pontual. Tem de estar moral, mental e fisicamente limpo. É obrigatório inscrever-se em sociedades e atualizar-se em termos de conhecimentos e competências. Não é ético "rebaixar" outro dentista perante o doente. O dentista não tem o dever de tratar gratuitamente a família dos seus colegas de profissão, mas é uma cortesia profissional.

São também consideradas pouco éticas as seguintes situações

1) Pagar ou aceitar comissões.

2) Redução dos preços para angariar pacientes.

3) Se o tratamento planeado estiver para além das competências do dentista, o paciente não é encaminhado para um consultor.

4) Em caso de consulta de urgência durante a ausência temporária do dentista do paciente, é prestado um serviço temporário e o paciente não é reenviado.

5) Se for consultado, o dentista aceita o caso sem pedir ao dentista que o referiu.

6) A prática ilegal por parte de terceiros é favorecida.

***3. <u>DEVERES PARA COM A SOCIEDADE:</u>***

O dentista tem de assumir a liderança na comunidade em assuntos relacionados com a saúde dentária. As pessoas devem ser instadas a procurar cuidados sem influenciar a escolha dos dentistas.

## REGRAS DEONTOLÓGICAS PARA DENTISTAS (PRESCRITAS PELA DCI)

***a) Deveres e obrigações do dentista para com os pacientes:***

1. Todos os dentistas devem ser corteses, simpáticos, amigáveis e prestáveis.
2. Deve respeitar a pontualidade no cumprimento dos seus compromissos.
3. Deve estabelecer uma reputação bem merecida de capacidade profissional e fidelidade.
4. O bem-estar do doente deve ser preservado tanto quanto possível.
5. Um dentista não deve permitir que considerações de religião, nacionalidade, raça, política partidária ou posição social se interponham entre os seus deveres e os seus pacientes.
6. As informações de natureza pessoal que possam ser obtidas sobre um doente ou diretamente junto dele no decurso da prática dentária devem ser mantidas na mais absoluta confidencialidade. É também obrigação do dentista certificar-se de que o seu pessoal auxiliar respeita esta regra.

***b) Deveres dos dentistas* entre *si:***

1. Todos os dentistas devem ter orgulho nos seus colegas e não os devem menosprezar, nem por anúncios nem por palavras.
2. Quando o dentista é encarregado de cuidar do doente de outro, durante a doença ou a ausência, devem ser tomadas disposições mútuas em matéria de remuneração.
3. O dentista que, em caso de urgência, for chamado a tratar o doente de outro dentista, deve, quando a urgência estiver resolvida, retirar-se em favor do dentista habitual, mas tem o direito de cobrar ao doente os seus serviços.
4. Se um dentista for consultado pelo paciente de outro dentista e o primeiro verificar que o paciente está a sofrer de um tratamento anterior incorreto, é seu dever instituir imediatamente um tratamento correto com o mínimo de comentários possível e de forma a evitar que o seu antecessor seja criticado.

***c) Deveres dos dentistas* para com o *público:***

Polícia e tribunais:

1. O dentista não é obrigado a revelar segredos profissionais, exceto se for solicitado pelo Magistrado ou pelo Juiz.
2. Os conhecimentos de um paciente obtidos no decurso de exames e tratamentos são privilegiados e não devem ser divulgados sem o consentimento do paciente ou sem ordem do juiz presidente de um tribunal.

- ✓ Uma teoria mais recente, baseada no dever, é proposta pelo filósofo britânico **W.D. Ross** (2007), que dá ênfase aos deveres prima facie. A lista de deveres de Ross é a seguinte:
  - fidelidade: o dever de cumprir as promessas
  - reparação: o dever de indemnizar os outros quando os prejudicamos
  - gratidão: o dever de agradecer àqueles que nos ajudam
  - justiça: o dever de reconhecer o mérito
  - beneficência: o dever de melhorar as condições dos outros
  - auto-aperfeiçoamento: o dever de melhorar a nossa virtude e inteligência
  - não maleficência: o dever de não prejudicar os outros
- ✓ **Ozar e Sokol** (1994) propuseram uma hierarquia de valores, que se tornou uma excelente ferramenta para classificar os valores profissionais. Por vezes, a escolha é entre o menor de dois males quando se trata de escolher entre os desejos do doente com base no seu nível de conhecimentos e o tratamento adequado do ponto de vista clínico. A hierarquia de Ozar e Sokol enumera os valores da seguinte forma:
  1) a vida e o estado geral do doente
  2) a saúde oral do paciente
  3) a autonomia do paciente
  4) o padrão de prática preferido do dentista
  5) valores estéticos
  6) eficiência na utilização dos recursos

**Algumas práticas pouco éticas**:

1. Exercício da atividade por pessoas não registadas ao serviço do dentista.
2. Dentista assinado em seu nome e autoridade que emite qualquer certificado falso, enganoso ou incorreto.
3. Dentista que faz publicidade, direta ou indiretamente, com o objetivo de obter pacientes ou de promover o seu próprio benefício profissional.
4. Utilização de diplomas falsos, etc.
5. Permitir a comissão
6. Publicidade ou venda ambulante de serviços prestados na clínica.

## CONTRATO MÉDICO-PACIENTE

***Quando começa a relação médico-doente:***

A base jurídica da relação médico-doente é o direito contratual. No momento em que um dentista exprime uma opinião profissional a um indivíduo que tem razões para confiar nessa opinião, inicia-se a relação médico-doente e o médico fica sujeito a garantias implícitas (deveres).

O dentista pode recusar-se a tratar um doente por qualquer motivo, exceto raça, credo, cor ou origem nacional. Com a Lei das Deficiências de 1990 (EUA), a recusa de aceitar um doente com base na deficiência de uma pessoa pode constituir uma violação da lei. Os doentes que sofrem da síndrome da imunodeficiência adquirida, ou que apresentam um resultado positivo no teste do VIH, são incluídos na categoria de pessoas deficientes e não podem ser recusados cuidados de saúde, se a recusa se basear apenas na presença de SIDA ou no seu estatuto de seropositivo. A lei declara que todos os consultórios dos prestadores de cuidados de saúde são "locais de alojamento público" e, por conseguinte, estão sujeitos às leis anti-discriminação.

Desde que a pessoa não seja um doente registado, o dentista pode até recusar-se a prestar cuidados de emergência. Pode ser pouco ético, mas não é ilegal e não pode constituir a base de um processo civil. No entanto, assim que o dentista exprime um juízo profissional ou pratica um ato profissional, começa a relação médico-doente e começam a surgir deveres.

***Quando a relação médico-doente termina:***

1) Ambas as partes concordam em pôr termo à relação

2) O doente ou o dentista morre

3) O doente termina por ato ou declaração

4) O doente está curado

5) O dentista decide unilateralmente terminar o tratamento.

As principais causas que contribuem para a decisão de terminar o tratamento antes de este estar completo são

1) O doente não cumpriu o acordo de pagamento.

2) O doente não colaborou na marcação de consultas

3) O doente não cumpriu as instruções de cuidados domiciliários.

4) Houve uma rutura nas relações interpessoais.

Qualquer uma destas situações constitui uma justificação suficiente para o dentista interromper o tratamento. O dentista não deve interromper o tratamento numa altura em que a saúde do doente possa estar comprometida.

***Termos expressos :***

Uma "cláusula expressa" é aquela em que ambas as partes estão de acordo. Não é necessário redigir a cláusula por escrito para a tornar executória, embora, para evitar mal-entendidos, seja sempre preferível um acordo escrito. Normalmente, as cláusulas expressas definem elementos como os honorários, o tratamento e a forma como os pagamentos devem ser efectuados. Os termos expressos podem ser escritos em separado, porque o registo do tratamento deve conter apenas notas de tratamento e reacções do paciente ao tratamento. As garantias dadas pelo dentista constituem um termo expresso no contrato. "Nunca garanta um resultado". Se o doente não ficar satisfeito, o dentista violou o contrato, apesar da excelente qualidade do serviço.

***Garantias implícitas (deveres) devidas pelo médico:***

1. Utilizar cuidados razoáveis na prestação de serviços, em comparação com normas aceitáveis estabelecidas por outros profissionais com formação semelhante numa comunidade semelhante.
2. Estar devidamente licenciado e registado e cumprir todos os outros requisitos legais para exercer a atividade de dentista.
3. Empregar pessoal competente e assegurar a sua supervisão adequada.
4. Manter um nível de conhecimentos que acompanhe os progressos actuais da profissão.
5. Utilizar métodos que sejam aceitáveis, pelo menos, para uma minoria respeitável de profissionais semelhantes na comunidade.
6. Não utilizar procedimentos experimentais.
7. Obter o consentimento informado do paciente antes de efetuar um exame ou tratamento.
8. Não abandonar o doente.
9. Assegurar a disponibilidade de cuidados em situações de emergência.
10. Cobrar uma taxa razoável pelos serviços com base nos padrões da comunidade.

11. Não exceder o âmbito da prática autorizada pela licença ou permitir que qualquer pessoa que actue sob a sua direção pratique actos ilegais.
12. Manter o doente informado dos seus progressos.
13. Não efetuar qualquer procedimento para o qual o médico não esteja qualificado .
14. Concluir os cuidados em tempo útil.
15. Manter registos exactos do tratamento prestado ao paciente.
16. Manter a confidencialidade das informações.
17. Informar o doente de qualquer acontecimento estranho no decurso do tratamento.
18. Fazer os encaminhamentos adequados e solicitar as consultas necessárias.
19. Cumprir todas as leis que regulamentam a prática da medicina dentária.
20. Praticar de forma coerente com o código deontológico da profissão.

***Deveres implícitos do doente:***

1. As instruções de cuidados domiciliários serão respeitadas.
2. As marcações serão mantidas
3. As facturas dos serviços serão pagas num prazo razoável.
4. Que o paciente cooperará nos cuidados.
5. Que o paciente notificará o dentista de uma alteração do seu estado de saúde.

Se o paciente violar qualquer um destes deveres, deve ser feita uma anotação no registo do paciente.

## EXPERIÊNCIAS NA PRÁTICA DENTÁRIA

A prática dentária utiliza a ciência de várias formas. Os princípios fundamentais são aprendidos na escola de medicina dentária e actualizados através da leitura, de discussões com amigos e da formação contínua. Os fabricantes também fornecem informações com diferentes graus de exatidão e utilidade. De longe, a forma mais comum de os dentistas aprenderem é através da observação dos resultados do seu trabalho nos seus próprios consultórios, nos seus doentes e nas suas próprias mãos. Esta informação é potencialmente de grande valor; se de facto melhora a prática depende da forma como cada dentista reage.

Quadro 2. TAXONOMIA DAS EXPERIÊNCIAS

| Tipo | Características |
|---|---|
| Investigação científica | Incerteza extrema quanto aos resultados, controlo rigoroso, contexto não prático, objetivo de descobrir princípios gerais, resultados em publicações |
| Prática experimental | Elevada probabilidade de sucesso, observação cuidadosa em vez de controlo, cenários realistas, objetivo de descobrir métodos mais eficazes, resultados numa prática melhorada |
| Medidas heróicas | Elevada probabilidade de fracasso, pouco controlo, tudo o resto falhou |
| Não fazer nada | Resultados desconhecidos, sem controlo, alterações na prática não relacionadas com os resultados |

### A ÉTICA DAS EXPERIÊNCIAS PRÁTICAS

A regra fundamental para a experimentação na prática é: se os seus doentes ou colegas ficariam chocados se soubessem que tinha experimentado o tratamento, não o faça; se ficassem preocupados, discuta-o com eles; se não ficassem preocupados, prossiga. Discutir os tratamentos que se utilizam com os doentes é uma questão de consentimento informado. As discussões com colegas são muitas vezes informais, como discussões de casos em reuniões de sociedades de componentes, mas podem ser formalizadas através de pesquisas na literatura ou da procura de aconselhamento de especialistas conhecidos.

Uma experiência não é necessariamente um fracasso porque não corre como planeado; é sempre um fracasso quando não deveria ter sido tentada em primeiro lugar. A ética discursiva preocupa-se com a criação de circunstâncias éticas, bem como com a atuação ética. Existem quatro normas éticas para a experimentação na prática:

1. A ação é empreendida para melhorar a saúde oral dos pacientes.

2. A ação está dentro do padrão de cuidados.

3. Existe uma expetativa provável de sucesso com base em provas.

4. A ação é realizada de forma reflectida, sistemática e com resultados medidos.

# LEI DE PROTECÇÃO DOS CONSUMIDORES

A lei sobre a negligência médica sofreu recentemente alterações radicais. Anteriormente, o recurso em caso de negligência médica só era possível ao abrigo da lei relativa aos delitos civis, pelo que era difícil para os doentes e os seus familiares obterem uma reparação rápida em caso de negligência médica. Atualmente, é possível obter uma reparação rápida em caso de negligência médica ao abrigo do CPA.

th A lei relativa à proteção dos consumidores de 1986, que entrou em vigor em 15 de abril de 1987, é uma legislação social que favorece principalmente o consumidor, tal como a lei relativa aos litígios industriais favorece os trabalhadores. Os objectivos da lei são, nomeadamente, como indicado no seu preâmbulo, uma melhor proteção dos interesses do consumidor e a resolução de litígios de consumo. Prevê uma resolução rápida e pouco dispendiosa dos litígios num prazo limitado, contrariamente às acções civis que são dispendiosas e demoram anos a chegar a uma solução. As disposições da lei complementam e não derrogam qualquer outra lei atualmente em vigor e são de natureza compensatória.

***Quem é responsável?***

1. Médicos com prática independente que prestam apenas serviços gratuitos.
2. Os hospitais privados cobram tudo.
3. Todos os hospitais que têm pacientes gratuitos e pagantes são responsáveis por ambos.
4. Médicos/hospitais pagos por uma companhia de seguros para o tratamento de um cliente ou por uma entidade patronal para o tratamento de um empregado.

***Quem não é responsável?***

1. Os médicos dos hospitais, que não cobram aos seus pacientes.
2. Hospitais que oferecem serviços gratuitos a todos os pacientes.

A lei prevê um mecanismo para-judicial de três níveis, ou seja, o Fórum Distrital de Resolução de Litígios de Consumo a nível distrital, a Comissão Estatal de Resolução de Litígios de Consumo a nível estatal e a Comissão Nacional de Resolução de Litígios de Consumo a nível nacional.

Recentemente, a lei foi alterada pela lei de 1993 relativa à proteção dos consumidores (alteração), com efeitos a partir de 18 de junho de 1993. Trataremos de forma selectiva as disposições da lei que são relevantes para a profissão médica, tal como existem atualmente. O significado dos termos jurídicos restringe-se apenas aos termos que interessam à profissão médica.

*PROCEDIMENTO DE APRESENTAÇÃO DE QUEIXAS*

Os três centros para apresentação de queixas são:

1) Nível distrital: Neste fórum, a pessoa pode pedir uma indemnização por danos até um limite máximo de Rs 5 lakhs. Um juiz distrital e dois outros membros presidem a este fórum.
2) Nível estatal: A este nível, o pedido de indemnização é aumentado para Rs 5-20 lakhs e é presidido por um juiz do Tribunal Superior e dois outros membros.
3) Nível nacional: neste caso, a indemnização pedida é superior a 20 lakhs. Este fórum é constituído por um juiz do Supremo Tribunal e quatro outros membros.

***MEDIDAS PREVENTIVAS CONTRA LITÍGIOS***

Não é que este aspeto não tenha passado pela cabeça dos médicos antes da aplicação da lei de proteção dos consumidores (CPA) aos médicos. Foram apresentadas queixas aos Conselhos Médicos Estaduais e ao Conselho Médico da Índia, e houve casos em que foram tomadas medidas contra os médicos. É mais frequente os doentes processarem e acusarem os médicos em tribunais civis e penais. Os profissionais de saúde têm tido a devida cautela ao lidar com os doentes. Com a criação de fóruns de consumidores orientados para a indemnização, a profissão médica foi subitamente obrigada a sentar-se. O que até há pouco tempo faziam em confiança mútua pode colocá-los em apuros, se não tomarem precauções adicionais.

Quando o médico considera que o doente sofre de uma doença grave em que as complicações são pré-existentes ou susceptíveis de ocorrer, deve tomar as precauções adequadas. As precauções a tomar podem ser resumidas em "Do's and Don'ts" (fazer e não fazer), que são as seguintes

***ALGUNS FAZERES***

i. Indique as suas habilitações na receita médica. Por qualificações entende-se os graus/diplomas reconhecidos, tal como regulamentados pelo Indian Medical Degrees Act de 1916, com as alterações que lhe forem introduzidas periodicamente. Deve evitar-se a menção de bolsas de estudo/formação/filiação/prémios que não sejam qualificações.
ii. Mencionar sempre a data e a hora da consulta.
iii. Mencionar a idade, o sexo e o peso (se for criança).

iv. Em casos complicados, registe com precisão a história da doença e os achados físicos substanciais do doente na sua receita.

v. Se o doente/acompanhante cometer algum erro (história não fiável, recusa de investigações, recusa de admissão), tome nota ou peça uma recusa por escrito, de preferência na língua local, com a devida testemunha.

vi. Mencionar o estado do doente em termos específicos/objectivos. Evitar terminologia vaga / não específica.

vii. Registar o historial de alergia a medicamentos.

viii. Escrever claramente o nome dos medicamentos. Utilizar dosagens correctas (revendo periodicamente os conhecimentos) e mencionar claramente o método e o intervalo de administração. Neste caso, é necessário utilizar a língua local ou a língua gestual. Não se esqueça de escrever precauções como Ast. /p.c./a.c./localmente/com leite/h.s. Etc.

ix. Se um medicamento for um veneno (por exemplo, certas aplicações locais), avisar por escrito.

x. Mencionar precauções adicionais, por exemplo, alimentação, repouso, evitar certos medicamentos, alergénios, álcool, tabaco, etc., se indicado.

xi. Indicar se o prognóstico foi explicado. Se necessário, recolher a assinatura do doente/acompanhante, depois de explicar o prognóstico por escrito na língua local.

xii. Em caso de desvio dos cuidados habituais, mencionar os motivos.

xiii. Mencionar especificamente a revisão, SOS/ou calendário de acompanhamento.

xiv. Mencionar se o doente/acompanhante está/está sob o efeito de álcool/drogas.

xv. Caso um determinado medicamento/equipamento não esteja disponível, tomar nota.

xvi. Indicar o contacto do doente em caso de indisponibilidade/emergência.

xvii. Continue a atualizar os seus conhecimentos.

xviii. Aconselhar, por rotina, a realização de radiografias em caso de lesões nos ossos/articulações.

*ALGUNS NÃO*

i. Não hesite em discutir o caso com os seus colegas.

ii. Não hesitar em discutir o caso com os doentes/acompanhantes.

iii. Não escrever fórmulas ayurvédicas.

iv. Não permitir substituições.

v. Não examinar um doente se estiver doente, exausto ou sob o efeito de álcool.

vi. Nunca fale mal dos seus colegas, apesar da intensa rivalidade profissional. O doente ou os assistentes podem incitá-lo a dizer/fazer alguma coisa. Podem pedir os seus comentários sobre o tratamento do outro médico. Há sempre uma forma educada de pôr de lado as suas dúvidas. Se o seu colega cometeu um erro de julgamento relativamente ao diagnóstico ou ao tratamento, nunca se sabe em que circunstâncias isso aconteceu.

vii. Não adotar métodos experimentais no tratamento. Se houver alguma justificação, fazê-lo apenas após consentimento informado.

## CONSENTIMENTO

O termo "consentimento" é definido como "Quando duas ou mais pessoas concordam com a mesma coisa no mesmo sentido, diz-se que consentem", de acordo com a definição de "consentimento" dada na secção 13 da Lei indiana sobre contratos, 1872.

**Quem pode dar o seu consentimento:** Para efeitos de exame clínico, diagnóstico e tratamento, o consentimento pode ser dado por qualquer pessoa que esteja consciente, mentalmente sã e tenha mais de doze anos de idade, tal como previsto nas secções 88 e 90 do Código Penal Indiano de 1860.

O consentimento é obtido nos termos da secção 13 da Lei indiana sobre contratos, 1872. No entanto, esta lei também prevê, na secção 11, que apenas as pessoas com idade igual ou superior a 18 anos são competentes para celebrar um contrato. Uma vez que a relação médico-doente equivale à celebração de um contrato, é aconselhável obter o consentimento, nomeadamente por escrito, dos pais/tutor de um doente com menos de 18 anos, para que a validade do contrato não possa ser contestada.

**Quando o consentimento não é válido:** O consentimento dado sob medo, fraude ou deturpação de factos, ou por uma pessoa que ignore as implicações do consentimento, ou que tenha menos de 12 anos de idade, é inválido (Sec. 90 I.P.C.). Na maioria dos processos instaurados contra os médicos, alega-se que não foi obtido o consentimento. A obtenção do consentimento será, portanto, uma pedra angular da proteção contra litígios. Consoante as circunstâncias de cada caso, o consentimento pode ser implícito, expresso ou informado.

***1) Consentimento implícito (consentimento tácito)***

Esta é, de longe, a forma mais comum de consentimento, tanto na prática clínica geral como na prática hospitalar. O facto de um doente se dirigir a um médico por causa de uma doença implica que está de acordo com um exame médico no sentido geral. No entanto, tal não implica o consentimento para procedimentos mais complexos do que a inspeção, a palpação, a percussão, a auscultação e a ecografia de rotina. Para outros exames, nomeadamente rectais e vaginais e colheita de sangue para fins de diagnóstico, deve ser obtido o consentimento expresso (oral ou escrito). Para procedimentos de diagnóstico mais complexos, por exemplo, punção lombar, radiologia, endoscopia, tomografia computorizada, etc., deve ser obtido o consentimento expresso por escrito.

***2) Consentimento expresso***

Qualquer outra coisa para além do consentimento implícito é um consentimento expresso. Este pode ser oral ou escrito. O consentimento expresso oral é obtido para exames ou procedimentos terapêuticos relativamente menores, de preferência na presença de um terceiro desinteressado. O consentimento expresso por escrito deve ser obtido para:

(i) todos os principais procedimentos de diagnóstico

(ii) anestesia geral

(iii) para intervenções cirúrgicas

(iv) exames íntimos

(v) exame para determinar a idade, a potência e a virgindade

(vi) nos processos médico-legais.

***3) Consentimento informado***

O conceito de consentimento informado tem vindo a ganhar destaque nos últimos anos e os doentes que alegaram não ter compreendido a natureza do procedimento médico para o qual deram o seu consentimento interpuseram muitas acções. Todas as informações devem ser explicadas em termos compreensíveis e não médicos, de preferência na língua local, sobre o

(a) diagnóstico,

(b) Natureza do tratamento,

(c) Riscos envolvidos,

(d) Perspectivas de sucesso,

(e) O prognóstico se o procedimento não for efectuado,

(f) Métodos alternativos de tratamento.

O dever de divulgação do médico está sujeito a excepções:

(a) se o doente preferir não ser informado e

(b) Se o médico considerar, no exercício de um juízo médico correto, que o doente está de tal forma perturbado ou ansioso que a informação fornecida não seria processada racionalmente ou que provavelmente causaria danos psicológicos significativos. Esta situação é conhecida como *Privilégio Terapêutico*. Neste caso, é aconselhável que o médico consulte o médico de família do doente. A revelação do risco é sempre um compromisso entre uma informação razoável e o perigo de afastar o doente de um tratamento benéfico. As três componentes importantes do consentimento são a informação, a voluntariedade e a capacidade.

***Autorização de procuração (Autorização de substituição)***

Todos os tipos de consentimento acima referidos podem assumir a forma de um consentimento por procuração - pai ou mãe por um filho, familiar próximo por um doente mentalmente perturbado ou inconsciente, etc.

***Situações em que o consentimento pode não ser obtido***

1. Emergências médicas. O bem-estar do doente é primordial e as considerações médicas e não jurídicas estão em primeiro lugar.
2. No caso de uma pessoa que sofre de uma doença notificável. No caso de doentes com SIDA/VIH positivo, a posição na Índia relativamente ao facto de ser ou não uma doença notificável ainda não é clara. No entanto, em Inglaterra, os Regulamentos de Saúde Pública (Doenças Infecciosas) de 1988 alargam as disposições relativas às doenças notificáveis à SIDA, mas não às pessoas seropositivas.
3. Imigrantes.
4. Membros das Forças Armadas.
5. Manipuladores de alimentos e leiteiros.
6. Nova admissão nas prisões.
7. No caso de uma pessoa relativamente à qual um tribunal pode ordenar um exame ou tratamento psiquiátrico.
8. Nos termos do n.º 1 do artigo 53.º do Código de Processo Penal, uma pessoa pode ser examinada a pedido da polícia, mediante o uso da força. O n.º 2 do artigo 53.º estabelece que o exame de uma mulher só pode ser efectuado por uma médica ou sob a supervisão de uma médica.

***O consentimento nem sempre é válido***

O consentimento pode ser sempre considerado válido? Para ser válido, o consentimento deve ser efetivo. O objetivo da obtenção do consentimento do doente é informá-lo sobre o tratamento pretendido. No entanto, o consentimento será inválido se for obtido sem uma explicação adequada ou por fraude ou falsas declarações. Assim, o consentimento obtido quando o doente se encontra sob sedação não pode ser considerado válido, uma vez que o mesmo não é obtido de forma voluntária.

**Situações que requerem precaução extra**

Os médicos devem ter em mente certas situações de alto risco, que são comuns, que são causa de acções por negligência médica e que requerem um cuidado extra.

1. As faltas de comparência são particularmente frequentes no caso das crianças, especialmente no que se refere a emergências abdominais agudas, meningite e infecções torácicas.
2. A retenção de objectos nos locais de operação, as compressas, os pacotes, os instrumentos ou as toalhas podem ser deixados para trás no campo de operação. A responsabilidade é do cirurgião.
3. Serviços de Acidentes e Emergências: Esta é a parte mais perigosa do hospital e o pessoal sénior deve estar prontamente disponível para supervisionar o trabalho.
4. Amputação de um membro ou dígito errado ou operação de um olho/dente errado: Este é um acidente comum. O descuido com as notas hospitalares, os erros na marcação pré-operatória da pele e a falta de verificação das notas em relação ao doente no bloco operatório são as razões mais comuns para a ocorrência deste erro.
5. As urgências, a ortopedia, a cirurgia, a cirurgia plástica, a obstetrícia e a ginecologia são "especialidades de alto risco". As fracturas falhadas (especialmente do escafoide), os gessos apertados e os maus resultados das intervenções na coluna vertebral são queixas comuns em ortopedia. Em obstetrícia, os danos causados ao recém-nascido por anóxia ou procedimentos com fórceps são os principais pedidos de indemnização. A esterilização/vasectomia falhada é também uma causa comum de litígio.
6. Anestesia: Os anestesistas, juntamente com os cirurgiões, constituem um alvo comum de litígios; a administração efectiva da anestesia não é normalmente a causa da queixa, mas as muitas responsabilidades acessórias, tais como transfusões, injecções, vias respiratórias, cateteres intravenosos, diatermia e queimaduras com garrafas de água quente podem constituir motivo para alegações de negligência. Um dos percalços mais graves é a produção de lesões cerebrais por hipoxia devido à não manutenção da oxigenação durante a operação. A desatenção, mais do que a falta de oxigenação, é a causa mais comum, e inquéritos recentes mostraram que os anestesistas juniores inexperientes são uma das principais causas de problemas.

7. Riscos terapêuticos: Estes podem ser evitados através de:

- Administrar o medicamento certo, nas doses certas, pela via certa, por exemplo, no caso do cloreto de potássio, insulina, antibióticos, raquianestesia.
- Informar os doentes/acompanhantes dos riscos potenciais do tratamento.
- Tomar todas as medidas possíveis para evitar consequências indesejáveis.

8. Falha de comunicação: O médico deve informar o doente sobre o seu estado de saúde numa linguagem compreensível. Em caso de referência a outro médico, é da sua responsabilidade comunicar diretamente com o segundo médico e não confiar no doente para transmitir qualquer mensagem informal.

**O que deve fazer um médico em caso de acidente médico?**

1. Completar o registo do doente e verificar novamente as notas escritas.
2. Seja suficientemente franco e informe claramente sobre o acidente. Mostre que estava genuinamente preocupado com o infeliz acidente. Responda a todas as perguntas do doente/familiar e não se importe com as suas perguntas repetidas, com a sua atitude dura e, por vezes, até com a sua linguagem abusiva. Tenha em conta o estado mental dos familiares/amigos próximos. Seja compassivo. Tente permanecer no local o máximo de tempo possível. Tente envolver os assistentes menos excitados numa discussão sobre o acidente e, indiretamente, tente chamar a atenção para as circunstâncias em que o acidente ocorreu. Os médicos que têm uma mente aberta e são comunicativos têm muito menos probabilidades de serem alvo de queixas, uma vez que os doentes/acompanhantes são extremamente indulgentes em relação a erros cometidos por um médico simpático e preocupado. Uma grande parte das queixas é precipitada ou transformada em ação judicial devido a uma rutura progressiva da comunicação entre o médico e o doente.
3. Após estas primeiras respostas, o médico deve contactar outro médico/organização de proteção para obter aconselhamento. As associações dentárias, as associações médicas, as sociedades de médicos, as associações de hospitais e lares de idosos, etc., poderiam formar grupos/células para aconselhar e prestar assistência em tais situações. No futuro, poderão ser formadas organizações de defesa médica para tratar de casos de defesa em nome dos médicos contra alegadas negligências médicas e dentárias.

## CÓDIGO INTERNACIONAL DE ÉTICA MÉDICA

***Deveres dos médicos em geral***

- Um MÉDICO DEVE manter sempre os mais elevados padrões de conduta profissional.
- Um MÉDICO DEVE exercer a sua profissão sem ser influenciado por motivos lucrativos.

As seguintes práticas são consideradas pouco éticas:

a. Qualquer auto-propaganda, exceto a expressamente autorizada pelo código nacional de ética médica.

b. Colaboração em qualquer forma de serviço médico em que não possua independência profissional.

c. Receber qualquer dinheiro relacionado com serviços prestados a um doente que não sejam cuidados profissionais adequados, mesmo com o conhecimento do doente.

- QUALQUER ACTO OU CONSELHO que possa enfraquecer a resistência física ou mental de um ser humano só pode ser utilizado no seu interesse.
- Aconselha-se o médico a usar de grande prudência na divulgação de descobertas ou de novas técnicas de tratamento.
- Um médico só deve certificar ou testemunhar aquilo que verificou pessoalmente.

***Deveres dos médicos para com os doentes***

- O MÉDICO DEVE ter sempre em mente a obrigação de preservar a vida humana.
- O MÉDICO DEVE ao seu doente toda a lealdade e todos os recursos da sua ciência. Sempre que um exame ou um tratamento ultrapassa as suas capacidades, deve chamar outro médico que tenha a capacidade necessária.
- O MÉDICO DEVE guardar sigilo absoluto sobre tudo o que sabe acerca dos seus doentes, devido à confiança que lhe é depositada.
- Um MÉDICO DEVE prestar cuidados de emergência como dever humanitário, exceto se tiver a certeza de que outros estão dispostos e são capazes de prestar esses cuidados.

***Deveres dos médicos entre si***

- O MÉDICO DEVE comportar-se com os seus colegas como gostaria que eles se comportassem com ele.
- Um MÉDICO NÃO DEVE aliciar os seus colegas para obterem doentes.

O MÉDICO DEVE OBSERVAR os princípios da "Declaração de Genebra" aprovada pela Associação Médica Mundial.

***DECLARAÇÃO* DE *GENEBRA***

(Alterado em Sydney, 1968)

Aquando da sua admissão como membro da profissão de médico:

- Comprometo-me solenemente a consagrar a minha vida ao serviço da humanidade;
- Darei aos meus professores o respeito e a gratidão que lhes são devidos;
- Exercerei a minha profissão com consciência e dignidade;
- A saúde do meu doente será a minha primeira preocupação;
- Respeitarei os segredos que me são confiados, mesmo depois de o doente ter morrido;
- Manterei, por todos os meios ao meu alcance, a honra e as nobres tradições da profissão de médico;
- Os meus colegas serão os meus irmãos;
- Não permitirei que considerações de religião, nacionalidade, raça, política partidária ou posição social se interponham entre o meu dever e o meu doente;
- Manterei o maior respeito pela vida humana desde o momento da conceção, mesmo sob ameaça. Não utilizarei os meus conhecimentos médicos de forma contrária às leis da humanidade.
- Faço estas promessas solenemente, livremente e por minha honra.

# ORGANIZAÇÕES E CONSELHOS DE MEDICINA DENTÁRIA

A medicina dentária organizada é composta por um sistema tripartido:

1. As sociedades dentárias locais são desenvolvidas a nível comunitário.
2. Estas sociedades locais estão sob os auspícios das associações dentárias estatais.
3. A American Dental Association (ADA) é a maior associação nacional dos EUA. Governa de forma a unir os sistemas e a fazer política a nível nacional.

As organizações profissionais, como a ADA, emitem directrizes para definir e clarificar a melhor forma de os dentistas desempenharem as suas funções. Também é importante notar que a ADA, ao mesmo tempo que serve como "cão de guarda" nacional em matéria de ética, também serve para proteger os direitos da medicina dentária organizada através da comunicação a nível nacional e do apoio à legislação local, estatal e federal. A ADA também serve como um elo importante para muitas associações internacionais, permitindo a comunicação e a interação a nível mundial.

Neste contexto, a medicina dentária está ligada ao sistema legal e de governação através dos conselhos estatais. Estas comissões emitem licenças para a prática da medicina dentária. A maioria das comissões estatais é composta por dentistas e indivíduos da comunidade que são nomeados pelo governador do estado. Criam, modificam e fazem cumprir os estatutos éticos e legais do estado. Estes conselhos têm o peso total da lei estatal. Alguns estados também têm conselhos de higiene dentária separados que são auxiliares dos conselhos de medicina dentária, permitindo que os higienistas trabalhem em conjunto com a medicina dentária. Alguns estados juntam-se em conselhos regionais socioeconómicos e "simbióticos" que são mais abrangentes em termos geográficos, como os Conselhos Regionais do Nordeste e os Conselhos Regionais do Oeste.

## Organizações de Especialidade Periodontal

A Academia Americana de Periodontologia (AAP) é a organização nacional que rege a especialidade de periodontia. Para além de ser um dos braços éticos da periodontologia, a AAP esforça-se por servir toda a medicina dentária. Prescreve os requisitos para a formação avançada e certifica os programas de formação da especialidade. O American Board of Periodontology certifica os membros individuais como Diplomados depois de passarem uma série de exames de competência e conhecimentos. Além disso, os dentistas de clínica geral podem aderir à AAP como membros associados. A AAP trabalha para unir todas as fases da medicina dentária através da educação e da comunicação.

Várias organizações periodontais regionais também são formadas para unir e promover a especialidade da periodontia. Por exemplo, a Southeast Society of Periodontics e a Western Society of Periodontology servem as suas respectivas regiões. A maioria dos estados também tem sociedades periodontais individuais e locais.

A nível internacional, as organizações periodontais estão bem representadas. A Federação Europeia de Periodontologia (EFP) inclui muitas sociedades periodontais nacionais. A Sociedade Pan-Asiática de Periodontologia representa numerosas sociedades nacionais asiáticas. Também estão activas sociedades periodontais independentes em países individuais. Estas organizações são, de certa forma, análogas à AAP, e as suas outras funções incluem a realização de conferências, a participação na formação contínua e a publicação de revistas.

# LEGISLAÇÃO FEDERAL

## Administração da Segurança e Saúde no Trabalho

A Occupational Safety and Health Administration (OSHA) aplica a legislação federal destinada a proteger os trabalhadores em todos os sectores. A medicina dentária é uma preocupação especial devido ao perigo de infecções. A legislação da OSHA abrange as quatro áreas seguintes:

- Precauções universais e agentes patogénicos transmitidos pelo sangue
- Comunicação dos perigos
- Gestão de resíduos
- Prevenção de doenças e lesões

Estes regulamentos têm um impacto significativo no local de trabalho e tornam definitivamente o consultório dentário mais seguro. A Associação Dentária Americana (ADA) estabeleceu uma parceria com a OSHA para garantir que os dentistas possam seguir os regulamentos de uma forma prática. As infracções podem resultar em coimas. Os Centros de Controlo e Prevenção de Doenças (COC) em Atlanta emitiram uma atualização para o controlo de infecções no consultório em 2004.

## Lei de Portabilidade e Responsabilidade dos Seguros de Saúde

A Lei de Portabilidade e Responsabilidade dos Seguros de Saúde (HIPAA) é uma legislação federal destinada a reduzir os custos administrativos dos cuidados de saúde. Com o aumento do intercâmbio eletrónico de dados, as informações de saúde protegidas dos doentes têm de ser normalizadas e cuidadosamente protegidas. A HIPAA inclui as três normas seguintes:

- Norma de transação eletrónica
- Norma de privacidade
- Norma de segurança

A HIPAA é aplicada pelo Gabinete dos Direitos Civis. Estes regulamentos têm um impacto significativo no local de trabalho do consultório e são importantes para proteger a privacidade dos doentes. Mais uma vez, as violações podem resultar em coimas.

# SEGURO DENTÁRIO

Começou nos EUA em 1954 como uma colaboração entre o International Longshoreman and Warehouse Union (ILWU) e as três associações dentárias estatais da Costa Oeste.

Os planos de seguro dentário são essencialmente de dois tipos:

i. Seguro dentário autónomo: Este tipo de seguro cobre as despesas relacionadas com problemas dentários gerais, como a periodontite e a extração de dentes permanentes devido a doenças como a cárie. Neste plano, o montante das despesas a reembolsar, bem como o período de cobertura, são fixos. Este tipo de plano é geralmente fornecido pelas empresas populares de produtos de cuidados dentários em associação com uma das companhias de seguros.

ii. Cobertura do seguro dentário no âmbito de um plano de seguro de saúde geral: Este tipo de seguro dentário é fornecido pelas companhias de seguros gerais no âmbito dos seus próprios regimes gerais de seguro de saúde, como a apólice de benefícios de saúde ou a apólice médica para estudantes. Através deste regime, é possível solicitar o reembolso das despesas dentárias juntamente com outros tipos de reembolsos, como as despesas de medicamentos ou de hospitalização. Este regime oferece igualmente benefícios fiscais até um determinado montante fixo ao abrigo da lei relativa ao imposto sobre o rendimento.

**Princípios:**

2 formas principais de conceder prestações dentárias:

(1) No *seguro de risco tradicional,* a entidade seguradora dentária assume o risco e os potenciais ganhos ou perdas resultantes das receitas gastas ou não gastas no tratamento. Um tipo menos tradicional de seguro de risco é o *plano de capitação* ou *de cuidados pré-pagos* ou *o plano da Organização de Manutenção da Saúde Dentária (DHMO),* em que o dentista recebe um montante fixo por cada paciente inscrito para fornecer um nível de tratamento especificado contratualmente. Assim, o dentista assume o risco.

(2) O segundo tipo de pagamento dentário é o *Contrato de Serviços Administrativos (ASC).* As entidades patronais, geralmente com 1000 ou mais trabalhadores, têm seguro próprio e pagam a administradores terceiros, empresas de serviços dentários ou companhias de seguros para prestarem serviços de gestão de programas. As entidades patronais descobriram que o ASC tem mais experiência neste domínio e pode prestar

estes serviços de forma melhor, mais rápida e mais barata do que o comprador pode autoadministrar estas funções. Estes serviços incluem geralmente todas as práticas de manutenção de registos e de julgamento, mas a empresa administrativa não tem qualquer possibilidade de ganhar ou perder com os pedidos de indemnização dentária.

## ELEMENTOS JURÍDICOS DA NEGLIGÊNCIA

### 1. O padrão de cuidados

O padrão legal de cuidados pode variar um pouco de estado para estado. No entanto, é geralmente definido como o nível de cuidados que os dentistas razoavelmente prudentes da comunidade local efectuam habitualmente em circunstâncias semelhantes. Uma violação do padrão de cuidados constitui negligência. Um equívoco comum sobre o padrão legal de cuidados é que o padrão mede a medicina dentária média na comunidade. No entanto, o padrão legal de cuidados não mede os cuidados que apenas o dentista médio da comunidade presta. Se isto fosse verdade, 49% dos dentistas que praticam abaixo da prática habitual do dentista médio estariam todos a praticar uma medicina dentária de qualidade inferior. Em vez disso, o padrão legal de cuidados é medido em relação ao que um dentista razoavelmente prudente deve fazer, independentemente do que o dentista médio faz ou de quantos ou quão poucos praticam. De facto, um processo judicial sustentou que: "Não nos é permitido agregar numa classe comum os charlatães, os jovens que não exerceram a profissão, os velhos que abandonaram a prática, os bons e os melhores, e depois estabelecer uma média entre eles". Um equívoco análogo é que o padrão de cuidados é definido pela prática habitual da maioria dos dentistas. Os tribunais discordam e consideram que, embora a prática maioritária seja frequentemente equiparada à norma de cuidados, a prática habitual não estabelece de forma conclusiva a norma de cuidados. Uma prática habitual pode ser imprudente em vez de razoavelmente prudente.

Uma prática habitualmente negligente prova apenas que, por muito que se faça mal, o facto de o fazer nunca o torna correto. As práticas habituais negligentes que violam o padrão de cuidados incluem os seguintes exemplos

- não utilização da monitorização bacteriológica das linhas de água e dos sistemas de evacuação das unidades dentárias para verificar se os desinfectantes químicos eliminaram a acumulação de biofilme nas linhas de água;
- realizar cirurgia periodontal prescrita para dentes pilares de pontes, ignorando a periodontite noutros locais, incluindo dentes adjacentes ou opostos;

- avaliando o controlo da doença periodontal apenas através de medições das bolsas e não considerando a hemorragia à sondagem como um componente do diagnóstico da doença periodontal;
- diagnosticar a doença pulpar, mas não considerar as lesões periodontais-endodônticas ou que uma endodontia bem sucedida pode não salvar um dente comprometido por uma periodontite grave;
- utilizando película de velocidade D e colimadores redondos em vez de película de velocidade E com colimadores rectangulares que proporcionam uma qualidade de diagnóstico comparável e uma redução da radiação de cerca de 80%;
- Histórias médicas que não estão actualizadas (uma história médica com 10 anos é um exemplo) e/ou histórias médicas incompletas. A falta de informação sobre a utilização anterior de fenfluramina-fentermina (fenfen) é outro exemplo de não atualização da história clínica;
- realizar exames de rastreio periodontal em vez de exames periodontais completos antes de efetuar procedimentos de restauração da boca inteira;
- seguir cegamente os ditames dos planos de cuidados geridos que limitam irrazoavelmente as referências a periodontistas ou a frequência dos procedimentos de manutenção periodontal sem aconselhar o paciente sobre alternativas razoáveis, mesmo que não estejam cobertas pelos planos de cuidados geridos; e
- recomendar os benefícios da publicidade de um produto sem examinar criticamente essas alegações para verificar se são exageradas, se os investigadores são tendenciosos, se os dados da investigação são adequados ou se a eficácia a longo prazo foi comprovada.

## 2. Dever de remeter

Um dentista generalista tem o dever de encaminhar um paciente para um especialista em situações em que outros dentistas razoavelmente prudentes fariam esse encaminhamento em circunstâncias semelhantes. O dentista generalista que se recusar a encaminhar o paciente para um especialista, optando, em vez disso, como generalista, por efetuar o procedimento ou tratamento necessário, ficará sujeito ao padrão de cuidados do especialista. Os especialistas podem estar sujeitos a um padrão de cuidados mais elevado. Embora existam aproximadamente 5000 periodontistas nos Estados Unidos, a maioria da terapia periodontal é efectuada por médicos generalistas. Uma licença dentária dá a um dentista o direito de efetuar todos os procedimentos dentários, mas poucos dentistas possuem os conhecimentos, a formação e a competência para efetuar todos os procedimentos dentro dos padrões de cuidados. Os conhecimentos e a formação são adquiridos na escola de medicina dentária para exercer a profissão a um nível minimamente competente. A competência especializada requer frequentemente pelo menos 5 anos de experiência clínica complementada por cursos de formação contínua.

O dever de encaminhar não se limita aos dentistas generalistas. Os especialistas deparam-se frequentemente com doenças que são melhor tratadas por um especialista de outra disciplina. Nesses casos, o especialista deve referenciar. A ADA reconhece oito áreas de especialidade: periodontologia, saúde pública dentária, endodontia, patologia oral, cirurgia oral e maxilofacial, ortodontia e ortopedia facial dentária, dentisteria pediátrica e prótese dentária. Os Princípios de Ética e o Código de Conduta Profissional da ADA permitem que os dentistas generalistas publicitem credenciais de formação avançada para o tratamento da doença periodontal. No entanto, o dentista generalista deve também incluir "dentista generalista" no anúncio para evitar induzir os pacientes em erro ao inferir que o dentista generalista que anuncia é um especialista. A ausência de especialistas numa determinada localização geográfica não isenta o dentista do dever legal de referenciar. Os inconvenientes de deslocação para o paciente não constituem uma razão válida para não encaminhar os pacientes para um especialista. Independentemente do custo ou do incómodo da deslocação, cabe ao paciente decidir se aceita ou não a indicação do dentista para um especialista.

Os registos do dentista devem refletir tentativas razoáveis após a referenciação para determinar se o paciente recebeu o tratamento recomendado, incluindo quaisquer cartões de lembrete enviados ao paciente sobre a importância do seguimento da referenciação e as consequências de não seguir as recomendações de referenciação do dentista. Registos minuciosos devem documentar: a) a condição pré-tratamento do paciente, b) chamadas telefónicas de lembrete do paciente, e c) cartas, e-mail ou fax para outros profissionais de saúde e qualquer operadora de seguro dentário.

## 3. Manutenção de registos

### Registos escritos

A manutenção de registos é um componente essencial do padrão de cuidados. As comissões de licenciamento disciplinaram tanto generalistas como periodontistas por não documentarem adequadamente as medições periodontais de base antes da cirurgia, em vez de confiarem nas medições da sondagem periodontal apenas na altura da cirurgia. Os cuidados periodontais abrangentes requerem mais do que um exame de rastreio periodontal, mas sim uma avaliação completa da boca, incluindo radiografias da boca inteira, níveis clínicos de fixação, avaliação radiográfica, hemorragia à sondagem, mobilidade e classificação das furcas. Sem medições de base, o médico não pode avaliar adequadamente, nas visitas de reavaliação, se a doença periodontal se manteve estável, melhorou ou progrediu. As radiografias de bitewing são inadequadas, uma vez que o dente inteiro, incluindo a avaliação da patologia apical, não é evidente. As películas panográficas não são adequadas para uma avaliação completa da boca inteira, uma vez que a sobreposição, a ampliação e a falta de pormenor obscurecem uma avaliação adequada, particularmente a nível interproximal. Para além disso, se não estiverem disponíveis levantamentos radiográficos periapicais e bitewing de base da boca inteira, o médico não pode determinar adequadamente se as alterações radiográficas subsequentes são novas ou pré-existentes.

### Registos electrónicos

Os registos electrónicos são aceitáveis e estão dentro do padrão de cuidados, mas correm o risco de ser alvo de ceticismo por parte de um júri em relação à sua autenticidade, pois é comum a perceção de que os registos electrónicos podem ser facilmente alterados. As assinaturas electrónicas são agora válidas para formulários de pedidos de indemnização federais, incluindo o Medicare. A duração da tinta está relacionada com a qualidade do papel e da tinta. A tinta permanente feita de pigmentos deve ter uma vida útil de, pelo menos, 30 anos. Os documentos impressos em impressoras de jato de tinta desvanecem-se frequentemente ao fim de alguns meses. Além disso, a tinta de jato de tinta é feita a partir de corantes e tem uma duração máxima de 10 anos. As impressoras a laser produzem resultados mais permanentes porque o toner de carbono e plástico é fundido na página. Para evitar uma alegação de falsificação de registos electrónicos, sugere-se que se recorra a uma instalação que seja membro de uma associação profissional de gestão de registos para a manutenção de dados de segurança. A sobrevivência dos suportes de armazenamento informático, tais como discos zip ou CD-ROM de plástico, é de 30 anos, pelo que é importante armazenar cópias em suportes e num formato duradouro. Caso contrário, existe um grande perigo de não poderem ser utilizados dentro de 10 ou 20 anos. Por exemplo, as disquetes utilizadas com os primeiros computadores de secretária são praticamente inutilizáveis atualmente, porque os seus tamanhos e formatos digitais já não são utilizados. Por conseguinte, é importante guardar o software e o hardware que podem ler dados antigos. Os registos electrónicos são mais vulneráveis do que os registos em papel aos efeitos destrutivos do fumo e do calor, apesar de serem armazenados num cofre concebido para ser imune aos danos causados pelo fogo. Por outro lado, os cofres de armazenamento para registos electrónicos são especificamente concebidos para o armazenamento de registos electrónicos e mantêm uma temperatura e humidade constantes para preservar a longevidade dos registos. Deve recorrer-se a uma empresa de armazenamento de registos que disponha de um sistema de entrada e saída que permita verificar cada data em que os registos electrónicos de segurança foram depositados e recuperados.

**Registos falsificados**

O delito de espoliação resulta da falsificação de potenciais provas do julgamento, que podem incluir registos dentários. A falsificação intencional de registos com a intenção de enganar pode potencialmente resultar em danos punitivos pelos quais as seguradoras de responsabilidade profissional não reembolsarão ou indemnizarão o dentista falsificador. Também pode resultar em sanções probatórias no julgamento, incluindo uma instrução específica do júri de que tal conduta pode ser considerada como prova de consciência pesada e a consciencialização de uma fraqueza de defesa que o júri pode considerar negativamente contra a parte que falsifica. A falsificação de registos também pode dar origem a uma investigação de uma comissão de licenciamento dentário para fins disciplinares. Exemplos de falsificação de registos incluem: a) criação ou substituição de entradas de registos, criação tardia de formulários, como um formulário de registo de bolsas periodontais, ou mesmo um conjunto de registos totalmente novo, b) alterações aos registos, como a adição ou alteração de entradas de registos relativos a profundidades de bolsas periodontais ou referências a especialidades, (c) adição de entradas entre linhas e (d) entradas com data retroactiva.

**Fac-símile**

A comunicação oral não documentada oferece uma credibilidade limitada, uma vez que a memória se desvanece, mas os registos recordam-se. Se comunicar com um especialista dentário ou um médico, onde o tempo é essencial, deve considerar a comunicação por fax seguida do envio do documento original por correio. As impressões de documentos de fax devem ser preservadas para verificar se o fax foi enviado para um número de telefone específico numa determinada data e hora. Tal como acontece com outros registos, as cópias de fax devem ser guardadas no processo do doente e a parte que as envia deve rubricar e carimbar o documento com a data e a hora da transmissão do fax.

### Consulta médica

Se o historial médico do paciente sugerir a necessidade de uma consulta médica antes de prosseguir com o tratamento, deve ser obtida uma aprovação actualizada do médico com uma consulta verificada de que o paciente pode prosseguir com o tratamento periodontal ou de restauração. As chamadas telefónicas para o consultório do médico, incluindo a data, a hora, os participantes na chamada telefónica e quaisquer limitações ou condições para o tratamento devem ser documentadas na ficha do paciente. Se o tempo for limitado, as recomendações do médico podem ser enviadas por fax para o consultório do dentista, porque é preferível ter a aprovação escrita do médico para o tratamento sempre que for razoavelmente possível fazê-lo.

### Diagramas de extração

Quando é recomendada a extração de dentes, deve ser considerada a utilização dos números dos dentes e dos diagramas dos dentes a extrair nas folhas de referência, nas fichas e nos formulários de consentimento informado. Os dentes a extrair podem ser indicados no diagrama e os números dos dentes podem ser comparados com o diagrama. Desta forma, verifica-se que serão extraídos os dentes correctos e reduz-se o risco de uma extração incorrecta ou errada. É importante indicar no formulário de referência se os dentes foram desviados para novas posições, como por exemplo, extrair o dente número 2 na posição número 3. Os duplicados dos formulários de referência servem como uma importante cópia de segurança documental, de modo a que se possa manter uma cópia com o generalista e o especialista.

## LITÍGIO POR NEGLIGÊNCIA

Os prestadores de cuidados de saúde e os reformadores da responsabilidade civil afirmam invariavelmente que o sistema de litígios por negligência médica está repleto de comportamentos irracionais, imprevisíveis e contraproducentes. Atacam os júris civis, afirmando que os veredictos estão a subir em flecha sem razão, são altamente variáveis e têm pouca ou nenhuma relação com os méritos das queixas dos queixosos. Queixam-se dos doentes, argumentando que os poucos que têm reivindicações válidas processam raramente, enquanto os muitos que recebem tratamento não negligente processam a toda a hora. Atacam os advogados gananciosos, alegando que estes obtêm lucros obscenos ao apresentarem sistematicamente queixas frívolas. Queixam-se de que a indemnização flui quase aleatoriamente, acabando nas mãos de doentes que foram tratados de forma não negligente com a mesma frequência (ou mesmo mais frequência) com que chega aos doentes com queixas válidas. Argumentam que o sistema de responsabilidade civil não consegue distinguir as vítimas reais das falsas, alegando que não desencoraja a negligência mais do que um agente da polícia desencorajaria o excesso de velocidade multando os condutores aleatoriamente. Em vez de motivar os prestadores de serviços a fazer melhor, o sistema supostamente paralisa-os com medo e leva-os a esconder os seus erros.

Muitas das afirmações anteriores são implausíveis. O sistema de responsabilidade por negligência médica é um mercado enorme cujos principais parceiros comerciais - advogados de julgamento e seguradoras de responsabilidade - são o sistema, e têm o conhecimento e os incentivos para selecionar meios eficientes para atingir os seus respectivos fins. Tendo em conta este cenário, o seu comportamento e o comportamento do sistema que administram não deve ser aleatório, ou mesmo particularmente difícil de explicar. Nem, dada a ausência de poder de mercado e de barreiras à entrada, os advogados deveriam ganhar mais do que os retornos do mercado pelos serviços que prestam. A maior parte das afirmações anteriores são também inconsistentes com os estudos empíricos do sistema de responsabilidade por negligência médica. Estes estudos, que constituem atualmente um corpo substancial de investigação, descrevem um sistema que é estável e previsível, que separa razoavelmente bem os pedidos de indemnização válidos dos inválidos e que responde principalmente a alterações na frequência dos erros e no custo de lidar com eles. No entanto, o sistema apresenta uma série de patologias, incluindo os seus custos de carregamento, o ritmo de caracol a que processa os pedidos de indemnização e o facto de não indemnizar os doentes lesados por negligência médica tão completa e frequentemente como deveria.

É possível reformar o sistema de responsabilidade civil para colmatar estas deficiências, mas as propostas de reforma da responsabilidade civil, como os limites máximos dos danos não económicos e dos honorários dos advogados, não o farão. O objetivo destas propostas é reduzir os preços dos seguros, tornando o sistema menos remunerador para os queixosos. Se forem implementadas, estas medidas irão previsivelmente agravar o problema da subcompensação, limitando as soluções disponíveis para os doentes com lesões graves e reduzindo o número de pedidos de indemnização válidos que são suficientemente lucrativos para os advogados. Também enfraquecerão os incentivos dos prestadores de serviços para protegerem os doentes de perigos evitáveis.

**PROCESSO LEGAL:**

são os procedimentos em qualquer ação judicial civil ou processo penal e, em particular, descrevem a notificação formal ou o mandado utilizado por um tribunal para exercer jurisdição sobre uma pessoa ou propriedade. Este processo é normalmente "notificado" a uma parte, para a obrigar a comparecer em tribunal, e pode assumir a forma de uma citação, mandato, intimação, mandado ou outro pedido escrito emitido por um tribunal.

**EXEMPLOS DE LITÍGIOS DE NEGLIGÊNCIA PERIODONTAL**

Seguem-se exemplos de casos de litígios periodontais deste autor, apresentados como uma amostra de litígios, mas não como uma lista exaustiva:

**Não diagnosticar, tratar ou encaminhar**

De acordo com a experiência deste autor, o não reconhecimento da periodontite era o denominador comum nos processos judiciais de litígio periodontal até aproximadamente 1990. Antes de 1990, os prontuários dos profissionais negligentes normalmente não continham radiografias de boca inteira, medições de sondagem periodontal ou documentação de que o paciente havia sido diagnosticado, tratado adequadamente ou encaminhado a um periodontista. Embora o seu número esteja a diminuir, devido à maior sensibilização dos dentistas e dos pacientes para a importância de manter um periodonto saudável, continuam a ocorrer casos de negligência periodontal. Em caso de litígio, os registos dentários são cruciais porque o doente pode alegar que nunca foi informado da doença periodontal e das opções terapêuticas. As entradas no registo dentário que documentam o diagnóstico periodontal, as recomendações ou conselhos de tratamento, o tratamento, as referências, as recusas do doente e qualquer deficiência no controlo da placa bacteriana do doente são essenciais para defender uma alegação de negligência periodontal.

**Má gestão dos tecidos moles**

Quando os cursos de formação contínua sobre gestão de tecidos moles, no final dos anos 80 e início dos anos 90, começaram a dar instruções aos dentistas sobre o diagnóstico, tratamento e manutenção da doença periodontal, o foco do litígio periodontal mudou. Embora o generalista tenha começado a diagnosticar cada vez mais a periodontite, nalguns casos os tecidos moles e duros foram mal geridos, apesar das frequentes consultas de manutenção periodontal. Isto deveu-se ao facto de as reavaliações serem realizadas com pouca frequência ou de forma inadequada para avaliar a gestão dos tecidos moles no controlo da doença. Consequentemente, a periodontite progrediu sem ser detectada. Com exceção da formação aguda de abcessos periodontais, a periodontite é geralmente lentamente progressiva. Uma manutenção periodontal inadequada pode resultar em recessão gengival e defeitos gengivais cosméticos que são particularmente visíveis quando um paciente sorri. Embora a quantidade de recessão gengival possa ser apenas de alguns milímetros, a preservação estratégica das papilas interdentárias para fins estéticos, particularmente num paciente com uma linha labial alta, é essencial. No entanto, a sondagem periodontal pontual foi efectuada apenas em áreas limitadas, em vez da sondagem de toda a boca. As radiografias de recordação eram apenas de bitewing. A periodontite desenvolveu-se e depois provavelmente progrediu lentamente durante os últimos 5 anos de má gestão dos tecidos moles por parte do generalista.

Um defeito cosmético devido à perda das papilas interdentais dos incisivos superiores resultou numa indemnização de 67.500 dólares americanos.

**Colocação de implantes sem imagiologia adequada**

A colocação do implante deve evitar estruturas vitais, o que pode ser frequentemente evitado através de estudos imagiológicos prévios à colocação do implante, como a tomografia computorizada ou, no mínimo, imagens panográficas. Para avaliar a localização das estruturas circundantes e a densidade óssea, o médico prudente deve obter estudos imagiológicos adequados antes da colocação do implante.

**Coroas mal ajustadas**

Coroas com contorno excessivo, margens deficientes (abertas ou salientes), espaços de embrasadura inadequados,

e a invasão do espaço biológico de largura (comprimento) podem iniciar ou agravar a doença periodontal. Os peritos demonstram estas deficiências clínicas ao júri, apresentando resultados objectivos, incluindo gráficos, provas radiográficas e fotográficas. Ocasionalmente, foram avaliadas indemnizações punitivas quando os defeitos marginais da coroa eram tão numerosos e óbvios que o júri concluiu que não se tratava de um caso de negligência inadvertida, mas sim de um desrespeito consciente e deliberado pela saúde, segurança e bem-estar do doente. Não substituição imediata e permanente

A colocação de coroas defeituosas cimentadas coloca os pacientes num elevado grau de risco de causar ou contribuir para a periodontite e/ou cáries. Consequentemente, podem ser atribuídas indemnizações punitivas se o dentista atuar intencionalmente para ocultar de forma fraudulenta a negligência, tal como cimentar deliberadamente e de forma permanente coroas que o dentista sabe serem defeituosas.

**Questões jurídicas emergentes em periodontia**

Tal como referido noutro ponto deste capítulo, a periodontologia tem sofrido mudanças tecnológicas notáveis nos últimos anos. Ao mesmo tempo que fornece novas ferramentas para prevenir, diagnosticar e tratar a doença periodontal, esta tecnologia em desenvolvimento impõe um fardo ao profissional para se manter prudentemente informado sobre as novas terapias periodontais. Por exemplo, a tecnologia informática desempenhará um papel cada vez mais importante na monitorização das prescrições para detetar interacções medicamentosas. Num estudo, os alertas informáticos resultaram na alteração de um quarto das receitas depois de os médicos prescritores terem sido notificados de uma potencial utilização inadequada numa população idosa. Os médicos

devem atualizar constantemente os seus conhecimentos através da leitura de revistas e de cursos de formação contínua. Embora o padrão de cuidados possa não exigir que o médico pratique sempre as terapias mais recentes, o médico deve ter conhecimentos suficientes para fornecer um consentimento informado adequado aos doentes que necessitam de uma terapia sofisticada. O médico prudente do século XXI terá cada vez mais conhecimentos tecnológicos para poder prestar cuidados óptimos aos doentes e evitar queixas por negligência.

**Mudança de terapias**

**Drogas**

Um dentista é obrigado a prestar cuidados razoáveis e a oferecer opções de tratamento razoáveis aos pacientes. Um dentista não é uma garantia de sucesso ou de resultados perfeitos. Os medicamentos e as terapias periodontais mais recentes podem ajudar no diagnóstico ou no tratamento, mas os dentistas não são obrigados a incorporar todos os novos produtos ou procedimentos na sua prática. Os novos produtos são frequentemente introduzidos no mercado sem estudos a longo prazo que comprovem a sua eficácia. Além disso, uma prova de eficácia estatisticamente significativa não significa necessariamente que um medicamento tenha um efeito clinicamente significativo. Independentemente da prova estatística resultante de ensaios clínicos, os médicos devem tomar decisões relativamente ao valor de qualquer novo medicamento em termos do seu significado clínico para os seus pacientes. Como máxima geral, o dentista generalista não deve ser o primeiro nem o último a adotar novos métodos de tratamento. Em última análise, o mercado determina a aceitação geral com base na fiabilidade comprovada.

## Terapia cirúrgica versus não cirúrgica

A escolha entre terapia periodontal não cirúrgica e cirúrgica envolve uma escolha entre terapias bem reconhecidas e comprovadamente eficazes. No entanto, assumindo que o profissional é igualmente competente em fornecer ambas as formas de terapia, é opção do paciente decidir entre terapia cirúrgica ou não cirúrgica. Se o generalista não tiver uma formação razoável ou adequada para fornecer uma terapia cirúrgica periodontal abrangente, o paciente deve ter a opção de ser encaminhado para um periodontista. Independentemente da formação do dentista generalista, o doente deve ser informado sobre os prós e os contras de cada método de tratamento, uma vez que é ao doente que compete

prerrogativa de escolher um tratamento. A doutrina do consentimento informado exige que o dentista razoável revele ao paciente os riscos, benefícios e alternativas das terapias razoavelmente disponíveis, bem como as consequências de não fazer nada. As limitações da terapia não cirúrgica incluem a incapacidade do dentista para desbridar mecanicamente de forma adequada toda a superfície radicular adjacente a bolsas profundas e obter acesso a configurações radiculares tortuosas, tais como concavidades radiculares e áreas de furca. Além disso, é difícil, tanto para o paciente como para o terapeuta, manter as bolsas profundas devido às limitações de acesso. Por outro lado, a terapia cirúrgica também apresenta riscos e limitações. Independentemente de se optar por uma terapia não cirúrgica ou cirúrgica, os doentes devem ser monitorizados durante os exames de manutenção periodontal para reavaliar se a doença periodontal está controlada e para determinar se estão a surgir novos locais de doença.

Os estudos que demonstram a eficácia da terapia não cirúrgica incluíram uma destartarização e alisamento radicular muito minuciosos e meticulosos efectuados por periodontistas ou higienistas periodontais em centros universitários. Este não é o mesmo tratamento que uma profilaxia superficial de 30 minutos realizada por um dentista geral ou um higienista numa clínica geral privada. A evidência circunstancial de um doente mal tratado inclui cálculo subgengival residual,

hemorragia excessiva à sondagem e perda óssea progressiva que não foi detectada porque só foram tiradas radiografias de bitewing. Neste caso, o doente cumpria as consultas regulares, mas o dentista não cumpria a norma de cuidados.

A Declaração de Seguro da Academia Americana de Periodontologia sobre destartarização e alisamento radicular afirma que a destartarização periodontal e o alisamento radicular são árduos e *demorados* (ênfase adicionada). Além disso, independentemente de quão atual o dentista possa estar na utilização de procedimentos de diagnóstico avançados, tais como testes de ADN microbiano de locais periodontais seleccionados, essa tecnologia não dispensa os requisitos fundamentais da manutenção periodontal. Isto inclui o desbridamento adequado da raiz, a manutenção periodontal frequente, a reavaliação periódica e a re-instrução periódica dos procedimentos de controlo da placa bacteriana do doente.

**Técnicas cirúrgicas avançadas e novos procedimentos terapêuticos**

As técnicas cirúrgicas avançadas, incluindo os procedimentos de enxertia regenerativa, aumentaram a capacidade de manter um periodonto saudável. A maioria dos dentistas generalistas não tem formação em procedimentos cirúrgicos avançados, nem é um requisito para a educação dentária pré-doutoral ensinar a proficiência em todos os procedimentos cirúrgicos periodontais. No entanto, os médicos de clínica geral devem estar cientes dos procedimentos novos ou melhorados amplamente aceites para que os pacientes possam ser informados da sua disponibilidade. O paciente pode então optar por escolher ou não uma consulta de especialidade para esses procedimentos. Por exemplo, ao não monitorizar e intervir na recessão gengival progressiva devido a uma escovagem excessivamente zelosa ou a outras causas contributivas, a recessão pode progredir ao ponto de o enxerto corretivo deixar de ser viável.

**Implantes**

Existem muitos tipos diferentes de implantes e nem todos são aprovados pela FDA. Os implantes variam consoante o design, as aplicações, os materiais, o tamanho, as recomendações para o momento da colocação e a necessidade de procedimentos de segunda fase. Além disso, o padrão de cuidados em implantologia oferece frequentemente uma vasta gama de aceitabilidade, dependendo do julgamento razoavelmente sólido do implantologista. Por conseguinte, é difícil definir o padrão de cuidados na prática da implantologia. No entanto, alguns princípios biomecânicos aplicam-se independentemente do sistema de implantes utilizado. Exemplos destes princípios incluem:

- A utilização de um único implante como pilar médio de uma ponte de grande extensão está a tornar-se menos aceitável. Em vez disso, o plano de tratamento deve considerar a utilização de coroas unitárias como dentes pilares terminais e a utilização de múltiplos implantes unitários em áreas edêntulas.

- Quando as películas de pré-tratamento indicam a proximidade de estruturas vitais, como o nervo alveolar inferior ou os seios nasais, o médico prudente deve utilizar tecnologia de imagiologia, como tomografias computorizadas ou películas panográficas (panorâmicas), para localizar as estruturas vitais.
- Os implantes Splinting em dentes naturais devem ser evitados em situações em que as forças oclusais possam causar super-erupção, infra-oclusão ou carga prematura das coroas dos implantes antes de o implante ter tido tempo suficiente para se osseointegrar.
- O profissional prudente deve precaver-se contra o tratamento excessivo, incluindo a extração desnecessária de dentes tratáveis e periodontalmente doentes.
- A colocação de implantes em áreas não funcionais deve ser evitada.
- Os pacientes devem ser aconselhados sobre alternativas razoavelmente aceitáveis. Por exemplo, um paciente com um único dente em falta pode ser informado de que este pode ser substituído por um implante ou por uma ponte fixa de três unidades.

**Considerações sobre periodontia e endodontia**

A periodontite progressiva não tratada pode levar a complicações endodônticas. Alternativamente, o tratamento periodontal é ineficaz quando a causa da periodontite está relacionada com uma lesão endodôntica. O teste da polpa deve ser considerado quando existe a possibilidade de lesões periodontais-endodônticas combinadas.

**Enxertos**

Na terapia periodontal são utilizados vários tipos de materiais de enxerto, incluindo autógenos e aloenxertos. A escolha dos materiais a utilizar está dentro do âmbito do julgamento razoável do médico. Uma vez que o paciente não está em posição de pesar cientificamente os benefícios relativos de vários materiais de enxerto, o médico não é obrigado a oferecer escolhas ao paciente para obter o consentimento informado para o enxerto periodontal. No entanto, o paciente deve ser informado se existem riscos particulares que são exclusivos de um determinado material de enxerto, para que possa selecionar um material de enxerto alternativo ou recusar completamente o procedimento de enxerto. Por motivos religiosos, um doente pode recusar material de enxerto de suíno ou de cadáver e, por conseguinte, deve ser informado desse facto antes do procedimento.

**Factores de risco**

Um dentista geral deve estar ciente dos factores de risco que iniciam ou propagam a doença periodontal. Os factores locais estão sob o controlo direto do dentista, tais como restaurações bem adaptadas e ajustadas e a redução ou controlo da acumulação de cálculo radicular. Outros factores de risco podem exigir um encaminhamento. Por exemplo, o consumo de cigarros aumenta o risco de ocorrência e a gravidade da doença. Devido à dificuldade de parar a dependência da nicotina, os programas de cessação tabágica podem não ser bem sucedidos. No entanto, os doentes devem ser informados sobre a sua disponibilidade e sobre a influência negativa do tabaco na saúde periodontal, bem como sobre os potenciais benefícios periodontais de deixar de fumar. Uma vez que a diabetes não controlada é um fator de risco para a periodontite, pode ser necessário consultar um médico para monitorizar ou manter o controlo da diabetes. Por outro lado, os doentes com diabetes bem controlada podem ser tratados da mesma forma que um doente saudável.

**Regulamentos da FDA**

Ao contrário dos fabricantes de dispositivos e medicamentos, os médicos individuais estão isentos dos requisitos da FDA para a notificação de incidentes adversos. Em vez disso, incentiva-se a notificação voluntária. No entanto, apesar da confidencialidade da notificação, aproximadamente menos de dez por cento dos incidentes adversos são alguma vez notificados pelos médicos. Consequentemente, os efeitos secundários adversos dos medicamentos são subnotificados e, por conseguinte, subvalorizados. A FDA proíbe os fabricantes de medicamentos de publicitarem uma determinada utilização dos seus produtos, exceto se a segurança e a eficácia forem previamente estabelecidas por estudos clínicos cuidadosamente controlados. No entanto, até 1999, os regulamentos da FDA não se aplicavam a médicos individuais, que eram sempre livres de prescrever utilizações não indicadas para os medicamentos aprovados. Em 1999, o juiz distrital dos EUA Royce Lamberth considerou inconstitucionais, de acordo com o direito de liberdade de expressão da Primeira Emenda, as restrições à publicidade previstas na Lei de Modernização da FDA. Assim, o tribunal decidiu que a Lei de Modernização da FDA, que de outra forma teria permitido à FDA regular a utilização não autorizada (como a aprovação da FDA antes da distribuição de materiais promocionais), restringia indevidamente a liberdade de expressão das empresas farmacêuticas ao abrigo da Primeira Emenda.

No entanto, os fabricantes de medicamentos que publicitam medicamentos sujeitos a receita médica diretamente ao público já não podem contar com o dentista como intermediário instruído para fornecer avisos adequados sobre as dosagens ou efeitos secundários dos medicamentos, devendo fazê-lo no anúncio público. A prática da periodontia moderna é cada vez mais baseada em provas. A utilização de medicamentos off-label baseia-se em predilecções individuais não publicadas do médico ou em provas anedóticas que não são baseadas em investigação ou testadas. Os doentes correm o risco de sofrer consequências prejudiciais, uma vez que os estudos controlados não estabeleceram a segurança da utilização não autorizada. Esta prescrição pode não ser ilegal, mas é, no entanto, imprudente se nenhuma investigação revista por pares ou testes de empresas farmacêuticas tiverem estabelecido que os benefícios são comprovadamente superiores aos riscos. Por exemplo, a FDA aprovou pastilhas contendo clorexidina para uso adjuvante na destartarização e planeamento radicular. A utilização de pastilhas contendo clorexidina para o tratamento de abcessos periodontais agudos não é uma utilização especificamente indicada no rótulo. Na opinião deste autor, a utilização de uma pastilha contendo clorexidina para tratar um abcesso periodontal incorre no risco de agravar a condição, arriscando o fecho da bolsa no orifício gengival do abcesso.

Para evitar riscos desconhecidos, os dentistas prudentes devem ser cautelosos ao prescrever ou recomendar a utilização de medicamentos ou produtos não rotulados e não comprovados. É geralmente aceite que os dentistas não devem tentar utilizar voluntariamente medicamentos não autorizados, mas sim aguardar a aprovação da FDA para uma utilização alargada, uma vez que essa aprovação se baseia em estudos de investigação cuidadosamente controlados. Infelizmente, quando um medicamento é comercializado, a única limitação para a sua utilização parece ser a imaginação do médico ou do doente.

# CONCLUSÃO

Na maior parte dos casos, o comportamento ético é imposto pelo dentista e pelos pacientes que testemunham um comportamento que não apoiarão se continuarem a procurar cuidados nessa clínica. As tentações estão sempre presentes, mas se resistirmos, torna-se mais fácil da próxima vez.

A imposição dos valores e prioridades dos países ricos ao mundo em desenvolvimento tem sido designada por "imperialismo ético". Os países diferem quanto ao nível de progresso material e mesmo dentro de cada país podem existir pessoas de culturas diferentes. Embora os valores culturais e os costumes sociais devam ser respeitados, o objetivo dos estudos pode ser estimular a mudança de certos costumes ou comportamentos constitucionais. Assim, para lidar eficazmente com os riscos para a saúde, é muitas vezes necessário fazer advocacia. É possível ser um defensor e, ao mesmo tempo, preservar o bom senso científico e os valores éticos.

A ética pode ser considerada como a colina de ajuda para o homem moderno, pois quanto mais este estuda a ética e quanto mais utiliza os conceitos éticos como guia, mais se fortalece no seu carácter. A ética tenta determinar qual a conduta ou quais as acções que devem ser aprovadas ou desaprovadas. Compromete-se a fornecer padrões que distinguem entre um carácter melhor e um carácter pior. A ética não é um objeto, não pode ser comprada, vendida ou trocada, mas pode ser partilhada. A ética pode ser impressa, pode ser sermonizada, pode ser ditada ou mesmo documentada, mas o mais importante é que se NÃO for praticada, não passa de palavras.

Ética significa que a maioria da profissão aceita o que é correto e condena o que é errado.

***"A ÉTICA AQUECE O CORAÇÃO E ARREFECE A MENTE"***

## REFERÊNCIAS


1) Newman, Takei, Klokkevold, Carranza. Periodotologia clínica, 10th ed.

2) Soben Peter. Essencial da Odontologia Preventiva e Comunitária.

3) Chambers. A ética da experimentação na prática dentária. Dent Clin N Am 46 (2002), 29-44.

4) Yellowitz. Cognitive Function, Aging, and Ethical Decisions (Função Cognitiva, Envelhecimento e Decisões Éticas): Recognizing Change. Dent Clin N Am 49 (2005) 389-410

5) Simonsen. Comércio versus Cuidados: Troubling Trends in the Ethics of Esthetic Dentistry (Tendências preocupantes na ética da odontologia estética). Dent Clin N Am 51 (2007) 281-287

6) Bebeau e SJ Thoma. O impacto de um currículo de ética dentária no raciocínio moral. Journal of Dental Education, Vol 58, Issue 9, 684-692

7) Chiodio et al. Ética dentária: questões éticas na aceitação de presentes. Medicina dentária geral. julho/agosto de 1999, 357-360.

8) Schwartz & Bhan. Profissionalismo e desafios no ensino da medicina dentária na Índia. Indian J Med Ethics 2005, 2(4)

9) John Williams. Manual de Ética Dentária da FDI.

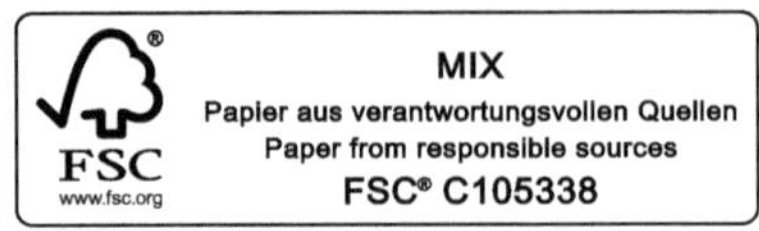


Printed by Books on Demand GmbH, Norderstedt / Germany